DESPUÉS DE LA TORMENTA

Emma Jane Unsworth

Después
de la
tormenta

Depresión posparto y el absurdo
de la nueva maternidad

URANO

Argentina – Chile – Colombia – España
Estados Unidos – México – Perú – Uruguay

Durante la nevada, frecuenté los cementerios
de la Maternidad, los dulces caídos bajo mis pies.
Nuestra Señora del Trauma de Nacimiento,
Nuestra Señora de la Psicosis.
Quería hablarles, decirles que lo entendía,
pero mis palabras eran confusas,
así que decidí arrodillarme
y recé en la capilla de la Maternidad,
recé por aquel maldito y salvaje reino,
por su dolor, su insoportable belleza sin piel,
y por todas las almas que había dentro.
Recé y recé hasta que mi voz fue un sollozo
en la noche, y la luz del sol se proyectó
sobre mi cara como un caleidoscopio.

De *The Republic of Motherhood*, Liz Berry

Para Ian y LF
—y para las reinas salvajes de todas partes

Índice

La nube

Es el peor momento de todos. Brighton, mayo de 2017. Estoy hecha polvo, empujando un carrito de bebé entre la multitud. El sol de principios de verano cae con fuerza desde el cielo azul. La gente come helados y se sienta en tumbonas para disfrutar del primer estallido de calor del año. Pero este no es un domingo normal en el paseo marítimo. A los lados, tengo dos filas de coches aparcados (todos Minis) que se extienden hasta donde alcanza la vista. Hay Minis de todos los colores y estilos posibles. Algunos están decorados como personajes de dibujos animados o como héroes deportivos. Otros tienen pestañas. Algunos llevan pegatinas en el capó y sus asientos son de piel. Cientos de personas caminan (no, pasean) entre los coches, admirándolos. El flujo de gente solo va en una dirección. Estoy atrapada. Avanzo con dificultad, intentando no atropellar a ningún pie/niño/perro, intentando no establecer contacto visual con las caras sonrientes, la gente radiante y feliz que disfruta del amor a los Minis.

Había salido de casa sin saber a dónde iba. Necesitaba andar, salir, poner un pie delante del otro, hacer algo que me pareciera vagamente autónomo. Estos paseos eran la única opción que me quedaba. Cerré la puerta de golpe, maldije al ascensor que no llegaba nunca (pesadilla número uno de mi vida), crucé la calle, y luego, el peligroso carril bici, insulté a un ciclista (pesadilla número dos), y giré a la izquierda. Fui dando grandes zancadas por el paseo, pasé la torre de observación i360, las casetas de marisco y el ahumadero, los puestos de helado, el muelle, iluminado y abarrotado, el minigolf y el acuario. Brighton es un sitio para ir de vacaciones, celebrar despedidas de soltero y pasárselo en grande. Es un lugar de alegría y celebración. Yo soy una nube oscura en el cielo. Mi pareja, Ian, me lo ha dicho esta mañana. «Es como vivir con una nube oscura». También ha dicho cosas amables. En general, dice cosas amables. Es un hombre que está al límite.

Sé que no ha sido fácil vivir conmigo últimamente. La mente se me ha ido nublando desde diciembre, un mes o así después del nacimiento del bebé. He acumulado una capa tras otra de rencor; negatividad, rabia y catastrofismo. Estoy llena de eso, esperando el momento en el que explote. «Creo que tienes depresión posparto», dice Ian a menudo, «creo que deberías hablar con alguien. Un terapeuta. Tu médico de cabecera».

Él es médico de familia dos días a la semana y novelista gráfico y escritor el resto del tiempo. Aunque le pedí que me revisara todos los lunares la primera vez que nos acostamos (parece que eso les pasa mucho a los médicos), me niego a aceptar el diagnóstico que me da ahora. No creo que esté deprimida, me siento muy furiosa. Lo que faltaba. Como estoy tan confundida, sin querer, he ido a parar a plena carrera de Minis de Londres a Brighton, una reunión anual para los propietarios de esos coches. El olor de la gasolina flota en el aire. La gente se ha arreglado para la ocasión. Fuman tabaco de liar y beben latas de cerveza. Es como si hubiera un festival. Un popurrí cruel de mi vida anterior. Yo iba a fiestas. Era la que se iba la última la mayoría de las veces; saludaba al amanecer con una lata de birra y una sonrisa de oreja a oreja. Ahora, apenas me tengo en pie.

Me muevo por la adrenalina. O, más bien, porque echo humo. No he dormido más de cuatro horas seguidas desde hace siete meses. Estoy nerviosa, inquieta, como si estuviera en alerta máxima. Quiero gritar y chillar y tumbarme y hacerme un ovillo y que alguien (quien sea) coja al bebé unas horas y me dé tiempo a reorganizar mis pensamientos. Siento que estoy al borde de un brote psicótico; de un estallido incontrolable. Ian me ha dicho que le preocupa que esté «casi psicótica» más de una vez. Pero no tengo otra alternativa. Siento que no tengo más remedio que seguir adelante. Seguro que no todo el mundo lo encuentra tan difícil, o los humanos… no lo harían, ¿verdad? Así que, aquí estoy, casi psicótica, rodeada por alegres mods y Minis (el coche que menos me gusta).

Ian y yo tenemos un Mini. Es de color paloma vieja y solo se abre una de sus puertas. El sistema eléctrico está escacharrado, así que las ventanillas no se pueden bajar. Hay trozos del tapizado y del salpicadero que se han ido cayendo. Ian y yo discutimos cada vez que intentamos entrar o salir del coche. La puerta del copiloto lleva dos años rota, pero arreglarla cuesta más que lo que vale el coche. Conseguir meter y sacar a un bebé es una hazaña acrobática. Suelo acabar cayendo literalmente de culo en la calle, con el bebé bien sujeto en lo alto y las bolsas desparramadas. Viajar menos de 500 kilómetros para ver a la familia de Ian o a la mía, en Gales o Manchester respectivamente, es una pesadilla logística. Ian se niega a deshacerse del Mini (hace diez años que lo tiene) y, para mí, es como si se empecinara en ser una especie de soltero eterno que no quiere reconocer sus nuevas responsabilidades. La fiesta de los Minis es una especie de broma de mi subconsciente para burlarse de mí. Y no puedo escapar. Es como una pesadilla. (Me acuerdo de lo que son porque yo antes dormía.) La gente debe de estar preguntándose por qué tengo esta cara de pocos amigos. Me vibra el móvil que llevo en el bolsillo. Lo he puesto en silencio para no despertar al bebé en los preciosos momentos en los que duerme. Pierdo llamadas, pero la gente me llama cada vez menos. Mi vida se ha transformado en una existencia cerrada, apagada, de retiro en la oscuridad.

Es un mensaje de texto de Ian. «¿Dónde estás?»

Le contesto. Me cuesta escribir mientras camino y empujo el carrito. Está preocupado, pero yo quiero descargar mi ira sobre él. Soy la maestra de los mensajes de enfado, sobre todo nocturnos cuando él está fuera. (¿Por qué él consigue irse?)

«Estoy atrapada en medio de una convención de Minis».

Espero un momento y, después, suelto un chiste irresistible:

«Y odio los Minis».

Él no cae en la provocación, hoy no. Casi espero que lo haga. A él le encantaría estar aquí. Estaría en su salsa. No como yo, que hace tres días que llevo la misma ropa, me he recogido el pelo en plan cutre y tengo una actitud desagradable. Me envía otro mensaje. Lo miro, esperando una defensa larga y apasionada de sus queridos Minis, pero no. Dice:

«Voy a por la bici y nos vemos en el puerto deportivo».

No contesto. No lo busco en el carril bici (aunque tendrá que adelantarme por allí, donde el tráfico se mueve libremente, no como el flujo serpenteante lento y doloroso de la convención de los Minis). Doy pisotones fuertes. Todo y toda la gente están en mi camino. El domingo. La vida. Cuando llego al puerto deportivo, soy una bola de furia, una especie de sol terrestre moribundo, una gigante roja a punto de estallar. Compramos hamburguesas. Cuando nos sentamos en un sitio más tranquilo, el bebé se despierta y me mira. El corazón me late en el pecho, igual que por la noche, como cada vez que me necesita. Saco el biberón. El bebé lo acepta y lo chupa. El nudo que tengo en el pecho (el nudo constante de ansiedad) se afloja un poco. El bebé está bien. Que no cunda el pánico. Empiezo a comer. Engullo la hamburguesa sin disfrutarla, sin saborearla, estrujándola y tragándola por la garganta seca. Mi amor por la comida (igual que el amor por la mayoría de las cosas) casi ha desaparecido. Me como paquetes enteros de galletas, sin pensar, para estar despierta por la tarde. Me zampo tabletas gigantes de chocolate, sin apenas masticarlas. Necesito una dosis de azúcar. Pero, al mismo tiempo, siento la autodestrucción en estos actos, que va más allá de cualquier alegre autodestrucción previa: es un odio hacia mí misma que nunca había experimentado. Una oscuridad que se abre y se amplía, partiéndome por la mitad.

Ian me observa mientras como. Sacudo la cabeza y frunzo el ceño. No quiero que me observen, que me escudriñen. Quiero que me deje sola en mi... mi cabeza lo dice antes de que yo se lo permita conscientemente: *Tristeza*. Y ahí está.

Bum.

Estoy triste.

Y lo sé.

Empiezo a llorar. Ian asiente y me abraza.

—Creo que podría estar deprimida —digo.

—Sí. ¿Irás a ver a alguien?

—Iré a que me den un diagnóstico —contesto.

Se le descompone la cara, pero es lo único que le puedo dar ahora mismo. Estoy tan avergonzada. Las compuertas se han abierto y no puedo dejar de llorar. ¿Cómo ha pasado esto? Soy dura. Y lista. He construido una carrera profesional. He vivido sola. He pasado décadas forjando una vida para mí misma que parecía adecuada y que me llenaba. Ahora, estoy rompiéndome por la mitad.

Un momento especialmente vulnerable

Desde entonces, han cambiado muchas cosas. Para empezar, ya no odio los Minis. De hecho, les agradezco, en parte, que me empujaran a una especie de límite. Llorar en una hamburguesería nunca es algo agradable, pero fue bueno que me rompiera, en realidad. Fue necesario para que admitiera lo que estaba pasando y para que empezara a reconstruir mi vida. Aunque tuviera miedo (mucho) de decir que necesitaba ayuda, porque de alguna manera sabía que, al decirlo, todo se desmoronaría.

Había muchas cosas que me estaban limitando y separando de la verdad. Orgullo, vergüenza, un profundo miedo al fracaso. Sentía que era la única persona que hacía las cosas mal. La única que se sentía mal. Para mí, cualquier cosa que no fuera perfecta estaba mal. Pero, en realidad, lo que yo sufrí era algo corriente.

Según el Servicio Nacional de Salud, más de una de cada diez mujeres experimentan depresión posparto (DPP), y se cree que hay muchos más casos que no se notifican. Con demasiada frecuencia, las mujeres tienen miedo o vergüenza de decir lo que piensan o admitir que tienen un problema. Yo dudé en escribir este libro porque pensé: «¿Y si mi hijo lo lee dentro de diez años y se preocupa o piensa que no lo quería al principio?». Pero, tal como dice mi terriblemente sabia amiga Katie: «Las personas no tienen bebés, tiene personas». Mi hijo tendrá sus propias opiniones algún día, y yo espero que podamos hablar de este tema y que entienda que hago esto por todas las mujeres que puede que tengan problemas y no sepan cómo expresarlos. Todas las mujeres que no saben qué demonios les pasa, como me ocurría a mí.

¿Qué es la depresión posparto exactamente? Bueno, es una gran pregunta (¡os doy la bienvenida a mi libro!) y, como en la mayoría de los temas de salud mental, es ligeramente diferente en cada persona. Según la Organización Mundial de la Salud, la depresión posparto es:

Un síndrome asociado con el embarazo o el puerperio (que empieza durante las seis semanas después del parto) que involucra importantes características mentales y de comportamiento, las más habituales de las cuales son los síntomas de depresión. La depresión posparto no incluye delirios, alucinaciones ni otros síntomas psicóticos. La designación «depresión posparto» no debería utilizarse para describir síntomas de depresión moderados y transitorios que indican más bien un episodio de depresión que puede darse poco después del parto (la tristeza posparto o *baby blues*).

Probablemente sea algo que las mujeres siempre hayan experimentado, aunque a lo largo de la historia se haya escrito poco al respecto. Hipócrates describió las dificultades emocionales del período de posparto refiriéndose a la fiebre puerperal que producía delirios, agitación y ataques maniáticos. Sin embargo, la salud mental de una madre antes y después de dar a luz en general no ha sido motivo de una gran preocupación ni se ha clasificado de forma autónoma, sino que se ha incluido en el grupo de otras enfermedades mentales.

En el siglo XIX, la historia semiautobiográfica de Charlotte Perkins Gilman, *El papel de pared amarillo*, presentaba a una mujer diagnosticada con depresión nerviosa después del nacimiento de su primer hijo. Confinada en una habitación como «cura de descanso», se obsesiona con el papel de la pared y se convence de que hay una mujer atrapada detrás. La historia acaba cuando ella intenta liberar a la mujer rasgando el papel de la pared (arañando su jaula, en realidad).

La profesora Hilary Marland ha investigado ampliamente el tratamiento y la percepción de la salud mental de las mujeres en el siglo XIX y principios del XX. Durante la época victoriana, la enfermedad mental posparto solía considerarse como «locura» sin más. Marland describe algunos ejemplos inquietantes, como el caso de Mary Sibbald, que fue ingresada en el Manicomio Real de Edimburgo en 1855 porque «sufría de locura puerperal»:

Era una de las pacientes que se consideraba que estaban demasiado dementes para describir su enfermedad. En el momento de su ingreso, se dejó constancia de que era incoherente y violenta y de que estaba muy delgada. Mary no tenía leche y no pudo dar de mamar a su hijo. Estaba muy perturbada y puso su habitación «patas arriba», pero, al mismo tiempo, se la describió como exhausta, pálida y frágil, con pulso débil, mirada perdida y «síntomas de hundirse por la enfermedad». Se le colocó un emplasto en un absceso en el pecho izquierdo, se le dio brandy y morfina y se la obligó a comer natillas y a beber jerez.

Comer natillas y beber jerez a la fuerza. Quizá lo tendría que haber probado yo.

Al principio, la maternidad siempre es dura, y estoy segura de que muchos de los síntomas que describo en este libro reflejarán las experiencias de todas las mamás primerizas. El parto y los seis primeros meses suelen ser tan traumáticos que creo que las mujeres deberían ser examinadas como si fueran soldados que acaban de llegar de la guerra. El debate público sobre el trauma posparto es cada vez mayor, y me alegro de que sea así, pero en general todavía no hablamos sobre la maternidad con la sinceridad suficiente. Nada te prepara para el ataque violento, el agotamiento y la ansiedad.

Entonces, ¿cómo sabes si tienes DPP? No hay ninguna prueba física, pero hay cuestionarios que los médicos usan para establecer un diagnóstico. Los médicos de cabecera del Reino Unido utilizan los cuestionarios PHQ-9 y GAD-7, que proporcionan puntuaciones de depresión y ansiedad. Pero la mitad de las mujeres que sufren una enfermedad peri o posnatal no lo dicen. Yo no lo hice. A veces, es por miedo, pero no siempre. A veces, no tienes ni idea y estás perdida, aunque no sea culpa tuya. Si todos tus puntos de referencia habituales y tus normas vitales han desaparecido y la experiencia (y el bebé) de cada uno es distinta, ¿cómo saber siquiera cuándo necesitas ayuda? Es difícil saber qué buscar y diferenciar entre algo raro «normal» y algo raro problemático. Porque, de repente, todo es raro.

La doctora Rebecca Moore, psiquiatra perinatal británica con más de veinte años de experiencia trabajando con mujeres durante el embarazo y el periodo posparto, nos ofrece una idea de por qué las mujeres no buscan ayuda cuando tienen dificultades. «Puede ser difícil tenerlo claro, sobre todo si es tu primer hijo», explica.

Cuesta saber si lo único que te pasa es que estás reventada. Todas tenemos días malos en los que parece que todo va mal, en los que tenemos la moral por los suelos. Lo que hay que tener en cuenta es con qué frecuencia nos sentimos así. Si tienes un mal día de vez en cuando, probablemente sea solo algo que les pasa a muchas mujeres. En cambio, si todos los días te sientes mal durante la mayor parte del día, creo que es algo distinto. Si [todos los días] te sientes realmente ansiosa o triste o no puedes dormir y no quieres ver a nadie, entonces, si te sientes capaz de hablar con alguien sobre eso, deberías hacerlo. Lo crucial es el impacto que tiene sobre ti.

Pero ¿acaso pedirles un autodiagnóstico no es añadir un esfuerzo más a unas mujeres que ya están al límite? Requiere un acto de fe tomar cualquier tipo de decisión. «A veces, nosotras mismas no lo vemos, pero nuestra pareja, nuestros padres o amigos, sí», afirma la doctora Moore.

Parte del problema es que siempre estamos pidiendo a las mujeres que «busquen ayuda» y, a menudo, no se sienten capaces de hacerlo, no saben a dónde ir o creen que se podrían sentir juzgadas. Como sociedad, tenemos que preocuparnos más por cómo están nuestras amigas, en lugar de hacer que sean ellas las que busquen ayuda en un momento en el que se encuentran muy mal. En mi opinión, los servicios se presentan de forma equivocada. Esperamos hasta que la gente llega al límite, no tenemos en cuenta el camino que lleva hasta ese punto. Gran parte de esto se debe a las presiones y tensiones de las visitas en la atención primaria. Los médicos ya no tienen tiempo para escuchar a la mujer, y ese apoyo, que sí existía antes, serviría para detectar muchos más casos. Han desaparecido muchas guarderías que, para mucha gente, habrían sido un salvavidas. Así que hemos perdido muchos recursos que proporcionaban ayuda a mujeres con síntomas leves.

El coronavirus no ha hecho más que empeorar las cosas. La doctora Moore afirma que las cifras de la DPP se dispararon en el año 2020. Durante la pandemia, las opciones para las mujeres a la hora de dar a luz se alteraron muy rápido: los equipos de partos en casa se cerraron; ya no se permitía que la pareja acudiera a la visita con el médico. Es evidente que una mala experiencia en el parto puede afectar drásticamente a la salud mental. La doctora Moore es cofundadora de un colectivo de expertos en trauma de nacimiento, Make Birth Better, que ofrece asistencia a nivel nacional en el Reino Unido. Muchas mujeres con las que ha trabajado a lo largo de los años estaban bien desde el punto de vista mental, y lo que les hizo caer en la depresión fue su experiencia en el parto. «El parto es un momento especialmente delicado para las mujeres y está relacionado con los derechos de las mujeres y el derecho a elegir». Sin duda, desencadenó una enfermedad mental en mí. Yo nunca había tenido depresión y no estuve deprimida durante el embarazo. Fue en el parto donde todo se empezó a torcer.

Quiero retroceder un poco y hablar del embarazo porque durante esa etapa fue cuando mi autonomía y confianza empezaron a sufrir estragos. Me dejaba de piedra que mi cuerpo estuviera desarrollando otro cuerpo. (¡En su interior! ¡Como una muñeca rusa de carne y hueso!). Pero también empecé a ser consciente de que tenía un misterio dentro de mí; y otras personas (a menudo, completos desconocidos) sentían que podían adueñarse de ese misterio.

Idea de sketch cómico

Una embarazada está en una cafetería y pide un café. Otra mujer que está a su lado le dice con voz de pito:

—¡Espero que sea descafeinado!

—¿Por qué?

La otra mujer asiente mirando el estómago de la embarazada. La embarazada niega con la cabeza.

—Oh, no estoy embarazada.

La otra mujer parece sorprendida.

—Es un tumor. Inoperable. Me quedan tres semanas de vida.

A la otra mujer se le queda la cara desencajada.

—Oh, Dios mío, lo siento mucho.

—Sí. Mi familia está destrozada. El café es lo único que me ayuda a superarlo.

La otra mujer recoge su café y se va. La embarazada esboza una sonrisa malvada. Se pone leche en el café.

La montaña

Cuando estaba embarazada, estaba obsesionada por ver vídeos de YouTube de gente que alcanzaba la cima de las montañas más altas del mundo. Tenía una predilección algo retorcida por la película de desastres *Everest*. Fantaseaba mucho sobre las Highlands de Escocia, un lugar al que siempre he ido en busca de consuelo, tiempo para pensar y para sentirme yo misma, normalmente, en una autocaravana durante varias semanas seguidas. En aquel momento, me daba miedo ir en aquellas condiciones. De repente, me asustaba hasta la expedición más pequeña como un viaje en tren o avión o ir a un restaurante de comida rápida. Mi intrepidez natural había disminuido, así que en la tele miraba a otras personas subir montañas. En aquel momento, no hice la conexión entre la montaña que crecía en mi barriga y la hazaña enorme que tenía ante mí. Además, difícilmente me sentía como Atlas.

Se dice que hay mujeres a las que tocan sin su permiso. Nadie me tocó la barriga de forma inapropiada, pero a menudo me sentí infantilizada. Y el triste trasfondo de cuando te tratan así es que no se te puede confiar el trabajo que tienes entre manos. Había un camarero en el hotel que se negó a servirme mejillones cocinados, y eso que le enseñé el sitio web del Servicio Nacional de Salud en el móvil para que viera que era perfectamente seguro para una embarazada comer marisco cocinado, bastaba con que no estuviera crudo. «No», me dijo, «el chef no lo hará. Su mujer es matrona». ¡Vaya! Me estaba *machoexplicando* algo por partida doble. Tanto si era cierto como si no, no tenía ganas de investigarlo, así que pedí malhumorada un deprimente plato de *penne* y una copa de vino blanco, que esperaba que me negara, ¡pero, no! Me trajo el vino. El vino malvado. Pueden ser horriblemente incongruentes los policías del embarazo.

Hubo una matrona que me hizo soplar en una prueba de monóxido de carbono, aunque me había preguntado si había dejado de fumar y yo le había dicho que sí. Era verdad. No había tomado ni una calada desde que había sabido que estaba embarazada. Simplemente, no me había apetecido. Pero mira por dónde, la prueba pitó como si fuera una fumadora con el cigarro lleno de ceniza. «Déjeme repetirlo», le dije. Como buena empollona, odiaba suspender exámenes. Lo volví a hacer. La alarma dijo que yo contenía demasiado monóxido de carbono. «Prueba tú», le dije a Ian, que había venido a la cita conmigo y no había fumado un cigarro en su vida. Sopló en el tubo. Nada. Limpio como una patena. Así que ni siquiera podía ser que tuviéramos monóxido de carbono en el piso. «Será que soy una persona tóxica», dije. «Hmm», contestó la matrona. Noté que ella pensaba que yo seguía fumando. Me obsesioné con el tema en casa y, durante la siguiente cita con ella, cuando me pidió que volviera a soplar, me negué. Le dije que no quería contribuir a engrosar las estadísticas a costa de mi bienestar. No me puso problemas.

Es curioso cómo empieza. Por una parte, te hacen sentir que deberías ser capaz de hacerlo todo. ¡Todo es tan fácil! ¡Las mujeres modernas lo podéis tener todo! Por otra, te hacen sentir incapaz, asustada, te hacen dudar de ti misma. Yo tenía treinta y siete años y era relativamente buena gestionando mi propia vida y juzgando situaciones y empecé a sentirme alterada. En aquel momento, no me di cuenta, pero ahora, al echar la vista atrás, veo que había una parte frontal del embarazo: el escaparate, como si dijéramos, donde era importante que pareciera que tenías el control y que valorabas las ventajas del feminismo; me enorgullezco de esto. Y también había una trastienda, un almacén de sentimientos en el que había una espiral de preocupaciones y carencias.

Además de sentir que me trataban como si fuera una niña, a menudo sentía que no me respetaban.

Hubo un pijo soberbio en el tren de Londres a Brighton que se negó a cederme el asiento cuando se lo pedí porque me encontraba mal. Yo llevaba una chapa de «Bebé a bordo», y eso pareció molestarle. «¿Dónde está el bebé?» dijo. «¿Lo has perdido?». La gente de su alrededor se retorció de vergüenza. Me apetecía decirle: «¿Te refieres al aborto espontáneo que tuve?», pero creo que no habría pillado la broma. Me lo quedé mirando. No me podía creer que alguien, en público, a plena luz del día, en 2016, fuera así de idiota. No cambió de idea. Se mantuvo en sus trece. Una mujer que estaba junto a la ventana, la mujer más amable del mundo, que llevaba unos pantalones vaqueros cortísimos, se levantó y me ofreció un higo de una bolsa de papel. «¿Quieres mi asiento?», dijo. Le di las gracias y me senté. Cuando llegamos a su parada, me sonrió, me tocó el hombro y se fue, y miré los pliegues marrones de sus nalgas moviéndose debajo del vaquero roto. Me quedé locamente enamorada de ella. Todavía lo estoy. Espero volver a verla algún día. Me gustaría darle una bolsa de higos. Me gustaría decirle que me recordó que la amabilidad es la configuración predeterminada para los seres humanos. Me gustaría decirle que, en los momentos más duros y crueles, pensar en ella hizo que no perdiera los papeles.

Hubo un hombre que intentó atropellarme por una plaza de aparcamiento cuando estaba embarazada de ocho meses. Yo estaba esperando junto a la carretera afuera del hospital mientras Ian daba la vuelta con el maldito Mini y volvía. Un hombre paró el coche porque quería el sitio. Le expliqué que mi marido estaba a punto de llegar y que iba a aparcar allí. Dijo: «Bueno, no está aquí ahora, ¿verdad?». Me adentré más en el espacio. El hombre empezó a mover el coche hacia mí, entrando en la plaza de aparcamiento. Tuve que salir para que no me atropellara. La mujer que iba en el asiento del copiloto tenía la cabeza en las manos. Me pregunto qué clase de agonías privadas aguantaría en casa, viviendo con un hombre como aquel. Cuando el conductor salió del coche, saqué el móvil y empecé a hacer fotos de él y de la matrícula. Dios sabe qué tenía pensado hacer con las fotos, pero es lo que se hace hoy en día, ¿no? «EH, ¡ME

ESTÁS HACIENDO FOTOS! ¡ME ESTÁS HACIENDO FOTOS!», gritó. «TOMA ALGUNAS MÁS».

Presento este catálogo de fantochadas primero para que se sepa la clase de mierdas con las que tienen que tratar las embarazadas y, segundo, para acordarme de cómo empezaron a socavarse mi autoestima y mi criterio.

Y después está la cuestión del café. Si buscáis un libro que desmonte sandeces y que analiza la información contradictoria con la que se bombardea a las embarazadas, recomiendo *Criar sin mitos* de Emily Oster (publicado en España por Diana). La autora es economista y, cuando estaba embarazada de su primer hijo, estaba muy confundida por la información contradictoria sobre lo que podían y no podían hacer las embarazadas. Sentía impotencia a la hora de tomar la decisión correcta. Así que aplicó las herramientas de economista a las estadísticas disponibles y escribió un libro que desmonta los mitos y arroja luz sobre la seguridad de cosas como el alcohol, la cafeína, el parto en casa y otros «misterios». Su conclusión sobre el alcohol: «No existen pruebas fiables de que el consumo bajo de alcohol durante el embarazo afecte negativamente al bebé. Debes estar cómoda con hasta una copa al día en el segundo y el tercer trimestre; de una a dos bebidas a la semana en el primer trimestre». Respecto a la cafeína: «Con moderación, la cafeína no supone un problema. Todas las pruebas respaldan tomar hasta dos tazas [al día]». Y respecto a fumar: «Fumar durante el embarazo es peligroso para el bebé». Échale un vistazo. Me pareció un libro realmente esclarecedor y lleno de empoderamiento. Es una lástima que lo descubriera durante mi segundo embarazo a largo plazo y no en el primero.

Y aprovechando que estamos hablando de cosas que me habría gustado saber la primera vez...

En mayo de 2020, cuando estaba de diez semanas de mi quinto embarazo (quiero reconocer los tres que no llegaron a término, además del primero que prosperó y que dio como resultado el nacimiento de mi hijo), una matrona amable y genial llamada Didi me dijo durante la visita, con los ojos sonriendo por encima de la mascarilla, que tenía que tener cuidado al reducir los antidepresivos durante el embarazo porque a las veintiséis semanas, las mujeres experimentan un aumento repentino de cortisol, que ayuda a preparar los pulmones del niño para el mundo exterior, incluso para la posibilidad de que haya un parto prematuro. El efecto de ese aumento del cortisol en la mujer es una mayor ansiedad.

No lo había oído en mi vida, pero me parece bastante importante. Recuerdo que, durante el embarazo de mi hijo, me sentía muy estresada en aquel momento y me desquitaba con Ian y, frecuentemente, con los ciclistas incontrolables del carril bici de fuera de casa que se negaban a parar en los pasos de peatones. Puede que gritara a unos cuantos. ¿Tener noticia de cuántas otras cosas como esta, como los picos hormonales y las aceleraciones cerebrales, podrían ayudar a las mujeres a conocerlas y prepararse para afrontarlas? Cuando la gente habla de *baby blues*, suena a un concepto vago y parece superficial, casi bonito. El azul es un color que usarías para pintar la habitación del bebé.

Pero se producen cambios enormes en el cerebro de la mujer durante el embarazo y al principio de la maternidad. Unos cambios de los que se sabe sorprendentemente poco. Los diagramas «semana a semana» del embarazo muestran cuerpos de mujer del cuello para abajo. Literalmente, nos decapitan y no somos más que vasijas sin cerebro. De hecho, el cerebro de la mujer cambia más drásticamente y más deprisa durante el embarazo y al principio de la maternidad que durante cualquier otro período de su vida, incluida la pubertad.

Los científicos todavía no explican cómo interactúan los cambios cerebrales maternos con cosas como la falta de sueño o el trauma, algo que muchas mujeres experimentan al tener hijos. O la pobreza, o el abuso, que muchas mujeres experimentan junto con la maternidad. Aún más importante, todavía no saben si los trastornos de humor del posparto se deben a algo que ha ido mal en los cambios propios del cerebro materno o si se deben a que se ha activado otro circuito cerebral.

Una de cada cinco mujeres tendrá alguna forma de enfermedad mental durante el embarazo o el posparto, según un estudio de 2017 efectuado por el Colegio Real de Obstetras y Ginecólogos del Reino Unido. Pero incluso cuando no llega a ser una enfermedad, los cambios cerebrales son extensos. En un artículo para el *Boston Globe*, de 2018, Chelsea Conaboy informa de que el flujo de hormonas que las mujeres experimentan durante el embarazo, el parto y la lactancia (si optan por dar el pecho) «prepara al cerebro para un cambio notable en regiones pensadas para conformar el "circuito materno"». Las regiones cerebrales afectadas incluyen las que permiten que una madre haga varias tareas a la vez para satisfacer las necesidades del bebé, las que la ayudan a empatizar con el dolor y las emociones del niño y las que regulan cómo responde ella a los estímulos positivos (como los balbuceos del bebé) o a las amenazas percibidas».

¿Podría esto ayudar a explicar la mayor ansiedad que sienten muchas madres primerizas? ¿O que olvidemos algunas cosas y estemos en alerta máxima respecto a otras? ¿O que desconectemos de nuestro sentido de identidad?

La doctora Jodi Pawluski es una neurocientífica y terapeuta canadiense que ha estudiado ampliamente lo que denomina «neurociencia desatendida» del cerebro materno, trabajando ampliamente con ratones. (Resulta que hay ética en la experimentación de madres humanas, ¡quién lo iba a decir!). Le pregunto qué piensa de los diagramas de las mujeres decapitadas. «¡SÍ!», exclama. «¿Dónde están todas las cabezas?». Después, me dice que hay una reducción general en el volumen de materia gris durante el embarazo y el posparto, pero que no es algo necesariamente malo. Me indica que debo pensar que es más bien un «ajuste». Y aunque haya una disminución de neurogénesis (la creación de neuronas nuevas), que se ha asociado con la falta de memoria, quizá no sea tan remarcable la falta de neuronas nuevas sino el hecho de que las existentes funcionan de una forma más eficiente. En pocas palabras: hay partes del cerebro que pasan a realizar una función más precisa. Estas partes han sido denominadas «circuito materno». «Con las imágenes modernas, hemos visto activadas ciertas partes del cerebro de las mujeres cuando los bebés lloran, o cuando ven imágenes de bebés», dice. «El circuito materno está formado por distintas áreas cerebrales que normalmente forman parte de otros circuitos, pero que se reúnen y trabajan juntas para mediar en el comportamiento y las respuestas parentales adecuadas».

El trabajo de Elseline Hoekzema de la Universidad de Leiden, realizado entre 2017 y 2019, muestra que la disminución del volumen de estas regiones cerebrales no está asociada con cambios en la memoria (como mínimo, no en los tipos de memoria que observaron), sino que se debe a sentimientos de apego materno. Por lo tanto, hay una correlación entre un volumen menor de estas áreas cerebrales y un mayor sentimiento de apego. Tal y como afirma la doctora Pawluski: «Menos es más cuando se trata del cerebro y la prestación de cuidados maternos».

Se piensa que la materia gris vuelve al cabo de un par de años. Vi que, en mi experiencia, esto fue lo que pasó, y me resultó reconfortante disponer de estos datos científicos. ¿No sería genial que hubiera un diagrama semana a semana de los cambios cerebrales de la embarazada junto a los diagramas de sus cuerpos y el desarrollo del bebé para que pudiéramos saber qué esperar? ¿Así sabríamos en qué semanas podríamos sentirnos de una determinada forma y descubrir todos los detalles sobre lo grande que será nuestra barriga, o en qué semana el bebé tendrá pestañas o empezará a beberse su propio pis? Si hubiera sabido que había cambios cerebrales enormes en marcha, si hubiera sabido

que las emociones extrañas forman parte de una experiencia sana de una nueva maternidad, quizá no habría sentido
tanto que era culpa mía o que se trataba de un fracaso por
mi parte cuando pasaron a ser otra cosa. Si nos saltamos la
mitología dorada y el romanticismo y mostramos que los
cambios que experimentan las mujeres son biológicos, no
propios de una embarazada en particular, tal vez consiga-
mos que la enfermedad mental posparto, algún día, tenga
un diagnóstico y un tratamiento más específicos. Incluso
considerar una serie de sentimientos para una experiencia
típica pre y posparto es radical ahora mismo. No todo es
dulce y encantador, hay muchos elementos simplemente
raros, nuevos y duros. Quizá si lo hubiera sabido, todo eso
no me habría cogido tan por sorpresa.

«Existe un rango normal de sentimientos y cambios cerebrales, y no todo es felicidad», afirma la doctora Pawluski.
«Cuando persiste y no puedes funcionar significa que no es
sano. Pero hay un conjunto normal de emociones de las
que se debe hablar y que es sano tener».

Le cuento entusiasmada a una amiga lo que acabo de
descubrir y me pregunta: «Pero ¿habrías querido saberlo?».
A lo que yo respondo un rotundo «¡Sí!». Cada persona es
un mundo, pero yo quiero estar informada de forma realista. La idea de que las mujeres no pueden gestionar la verdad de sus experiencias es peligrosa y está generalizada.

Hay una enorme reticencia a permitir cualquier pensamiento negativo sobre la maternidad. Me molestaba
escuchar que se hiciera, desde el principio, una descrip-
ción perfecta de la maternidad y de lo bonito que es.

Personalmente, me hizo sentir que no estaba preparada en absoluto para el parto y lo que venía después. Estoy totalmente a favor del pensamiento positivo. Eso sí, con una buena dosis de realidad. No es pesimista reconocer que algo enorme puede incluir cosas malas además de buenas, ¿verdad? Parece que, cuando hay bebés, tengamos que poner una sonrisa forzada y cantar «¡Todo es fabuloso!». Y esto es peligroso en muchos aspectos. Conté un chiste sobre cocaína en la clase de yoga para embarazadas (no les hizo ninguna gracia, la verdad). Y ya no digamos lo que pasó en el curso de destete al que fui resacosa. Lo único que diré es: el puré y la caca no es en lo que quieres pensar cuando tienes resaca. Me podéis llamar «reina de las meteduras de pata en los grupos de bebés».

¿Por qué hay tantos tabúes? ¿Por qué el embarazo tiene que ser perfecto o un desastre? Las doce semanas obligatorias de silencio al principio de un embarazo me parecen muy dañinas, por ejemplo. Sé que este período de silencio me aisló en la falsa vergüenza de mi primer aborto espontáneo. Silenciar a las mujeres a lo largo de su experiencia reproductiva parece evitar que se disponga de mucha información útil sobre las realidades de la fertilidad.

Para la sociedad, el patriarcado y fundamentalmente para el capitalismo que está en simbiosis con él, resulta útil preservar la fachada de que la maternidad es maravillosa. De este modo, las mujeres siguen siendo madres. Siguen comprando cosas para hacerlo «bien». Siguen comprando cosas para sobreponerse a la ansiedad. Y, en última instancia, hace que se sigan sintiendo inadecuadas e inferiores.

Durante aquel embarazo, sin duda, yo estaba ocupada trabajando con empeño en mi pequeño escaparate. Compré todas las cosas que había que comprar: la mejor cuna, el carrito de bebé de moda, incluso un extraño globo para hacer ejercicios vaginales y evitar desgarros, el «Epi-no» (se refiere a «¡Di NO a la episiotomía!»). (Para quienes ignoran felizmente de qué se trata, una episiotomía es el corte que te hacen en la vagina para que no te desgarres todo el perineo.)

Pero en la trastienda, en el almacén de mis ansiedades, mis verdaderos sentimientos se estaban cociendo. Y ya me podía haber metido aquel globo azul en cualquier otro sitio teniendo en cuenta para lo que me sirvió.

Desplazamiento al rojo

Mi bebé salió de mí en menos de tres horas. No fue un parto deseablemente «rápido», sino una evacuación. Mi cuerpo quería que el niño saliera. Los médicos y las matronas estaban sobrepasados. Yo tenía un dolor estratosférico. Años después, recuerdo aquel día (aquel día en el que fui a la guerra con mi cuerpo, contra mi cuerpo, por mi cuerpo) como el día que más cerca he estado de la muerte. Aquella experiencia causó estragos en mí. Fue un reto para el que no estaba preparada, y posiblemente no podría haberlo estado por estar tan mal preparada desde el punto de vista mental y práctico (porque me habían hecho sentir que sería coser y cantar). Era como si me hubieran enviado a subir al Everest con un par de zapatillas de tenis y una camiseta con un letrero que dijera «*Keep Calm* y bebe café descafeinado». Recuerdo el alegre curso prenatal al que yo llevaba mi ligero cinismo como una armadura, sin saber lo mucho que realmente tenía que protegerme.

Martes, 8 de noviembre de 2016. Un día de cosas muy malas y buenas. Donald Trump tomó la Casa Blanca, Leonard Cohen murió, y mi hijo nació. (Esperábamos que fuera su reencarnación, pero luego leí que Leonard Cohen había prometido volver como el perro de su hija. Ya habrá más suerte la próxima vez.) La sala de maternidad estaba en la planta undécima del Royal Sussex Hospital y, pese a que el resto del hospital parecía un edificio en obras, yo tenía vistas al mar. Había elegido aquel centro porque me daba la impresión de que estaba cerca de casa, aunque Brighton casi no lo fuera, ya que yo solo llevaba allí un par de años. Quería tener a mi hijo tan cerca como fuera posible de nuestro paseo marítimo. Pero realmente no era nuestro hogar, todavía no. Yo me sentía aislada y fuera de lugar. Mi familia estaba a cinco horas en coche (en un buen día), o a cuatro horas en tren. Tenía algunos amigos en Brighton, pero ninguno con quien realmente compartiera una historia. Nadie que me conociera de verdad.

Desde la sala de partos, veía las nubes acercándose al mar. Tenemos neblinas marinas siempre en la costa sur, borrascas y ráfagas de viento fuertes que aparecen de pronto. Las tormentas empezaban a llegar de noche aquel otoño. Ian y yo nos sentábamos junto a la ventana en casa y las veíamos sobre el mar. La mañana después de las grandes tormentas, el aire apestaba a algas y el paseo marítimo estaba cubierto de piedras de la playa que formaban montículos como si fueran señales espeluznantes con las que el mar decía «he estado aquí, aquí y aquí».

¿Noté que iba a tener depresión? ¿Lo divisé en el viento, como un marinero que detecta que se avecina tormenta oliendo el aire? ¿Una cicatriz que pica sintonizó con un sistema eléctrico meteorológico? Yo no tenía cicatrices. No tenía heridas de guerra. Salvo algunos desengaños amorosos, toda mi vida había tenido una buena salud mental.

El parto fue un despertar brutal, aunque empezara con delicadeza. Cinco días después de haber salido de cuentas, mi matrona (mi encantadora matrona habitual) me hizo un examen de lo más suave y tranquilo. «Noto el pelo del bebé», dijo. Me hizo mucha ilusión. Me quedé impresionada. El niño venía ya. Y tenía... pelo.

Unas horas después, cuando empezaron las contracciones, me preparé un baño de espuma y me bebí una copa de vino tinto dentro de la bañera a modo de despedida. Después, nos fuimos al hospital.

Antes de continuar, quiero decir que la mayoría de las matronas que vimos eran maravillosas (sobre todo cuando volvimos a casa y tuvimos una visita cada día durante una semana). Tenían experiencia y eran amables y profesionales. Pero en el hospital, no tuve suerte.

En el hospital fue donde cambió todo. La matrona que nos recibió era brusca y fría. Lo primero que quiso hacer fue mandarme a casa. Le dije que las contracciones venían cada vez más rápido a un ritmo que daba miedo y que me parecían muy fuertes. Me había costado mucho salir del taxi. Yo sabía lo que sentía, sabía que mi cuerpo se estaba rebelando con fuerza y que el parto iba a llegar de un momento a otro. Ella dijo que me examinaría. Me habló con tanta falta de respeto que prácticamente se me saltaron las lágrimas antes de que me metiera los dedos dentro. Fui agredida por un chico en el piso de arriba de un autobús cuando tenía trece años y aquello se le pareció mucho. Eran unos dedos bastos y agresivos; ella tenía sus propios objetivos que cumplir. Fue muy ofensivo. En comparación con el examen que me había hecho la otra matrona, aquello fue horrible. Sentí que su uña me cortaba en cierto punto. Me hizo chillar. Perdí todos los derechos sobre mi cuerpo en aquel momento. Perdí toda la autonomía. No sabía que podía decir que no. No sabía que podía pedir algo mejor. No tenía ni idea.

Podría haber dicho que no en cuanto sentí las malas vibraciones que me daba.

Podría haber dicho NO.

Y no lo sabía.

Se puede elegir. Puedes negarte a cualquier cosa. Hay tan pocas mujeres que lo saben, mientras organizamos las listas de reproducción de Spotify, o nos imaginamos ese tranquilo parto en el agua, o hacemos la bolsa más mona para el hospital. No sabemos que, si las cosas empiezan a parecernos incómodas o inapropiadas, podemos denegar nuestro consentimiento. Podemos pedir otras opciones. No tenemos que ser tan buenas chicas. Pero quizá cuando vamos a dar a luz nos sentimos tan idiotas, inútiles y dependientes que no queremos pelear.

Después del examen, la matrona me dijo: «Solo estás dilatada un centímetro. ¿Estás decepcionada?». Sentí que estaba siendo condescendiente conmigo. Accedimos a volver a casa.

Pero resulta que fui al lavabo a hacer pis y, mientras lo hacía, me salió sangre.

No tengo pruebas, pero estoy bastante segura de que aquel examen brusco fue la razón por la que empecé a sangrar. A partir de aquel momento, el parto en el agua que yo quería quedó descartado. Cuando sangras, se clasifica como hemorragia. Tendría que quedarme en el hospital, y me tendrían que insertar una cánula en la mano. No es nada divertido para alguien que tiene fobia a las agujas. Las cánulas de las salas de maternidad son bastante industriales. (Tienen que serlo, por la cantidad de sangre que puedes perder potencialmente.) La matrona que me asignaron para el parto fue todo lo contrario a la primera porque era un manojo de nervios. Además, era muy poco comunicativa. Necesitó siete intentos —*siete*— para conseguir ponerme una cánula del tamaño de un arpón submarino en la mano. Yo ya me estaba volviendo loca. Las contracciones venían tan rápido que no tenía tiempo de comer una nuez de Brasil con chocolate entre una y otra. (No paraba de morder una mitad y escupir la otra mitad porque tenía miedo de atragantarme y aún más miedo de no poder succionar el delicioso gas y aire a tiempo.) Dilaté cinco centímetros en media hora. No quería estar estirada, sino de pie. Quería dar pisotones y rugir. Era como un toro salvaje. Me saqué la cánula y la sangre lo salpicó todo. No recuerdo cuántos intentos necesitó la matrona para volverla a poner esa vez. En un abrir y cerrar de ojos, yo iba a tener el parto opuesto al que quería. Estaba rodeada de máquinas, cables y agujas que salían de mí, con una mujer que estaba tan nerviosa que me estaba poniendo nerviosa a mí.

Y, ¿dónde estaba Ian? Él me había sacado sangre una vez para una prueba durante el embarazo y lo hizo con suavidad y sin hacerme daño. Seguro que podría ponerme una cánula, aunque fuera enorme, ¿no? Me sentía abandonada y traicionada, pero le había podido la cortesía profesional. Ian estaba mirando obsesivamente las máquinas mientras el corazón del bebé iba cada vez más despacio. Una, dos, tres veces. Lo hemos hablado muchas veces. Supongo que yo pensaba que él intercedería más, pero él estaba en su propio infierno privado (atrapado entre su conocimiento profesional y el hecho de ser padre primerizo en un entorno peligroso, en el que las cosas iban mal). Desconectó. Un desapego clínico. Como un fotógrafo de guerra que enmarca a un soldado muriendo en su objetivo. Lo habían condicionado para distanciarse de sus sentimientos en determinados entornos para concentrarse en el trabajo. Si no, ¿de qué otra manera podría soportarlo? Yo sabía a cuántos pacientes suicidas había convencido para que «volvieran dentro» mientras estaban en el alféizar de la ventana cuando era médico de cabecera. Yo sabía a cuántas personas había visto morir cuando trabajaba en el hospital. Habían muerto niños y bebés. Los sitios a los que las series de médicos de la tele no se atreven a ir. Los dos hermanos de cinco y siete años, que fallecieron después del incendio en una casa, estirados uno junto al otro, era la visión que más lo atormentaba.

Estuve furiosa con él durante años por dejarme a merced de aquella matrona en aquella sala, pero ahora ya no. Es un médico excelente que trabaja de una forma excepcional. La gente que odia a los médicos o les tiene miedo piden que los atienda él porque sienten que es de confianza. Su amabilidad y su calma son dos de las cosas que me enamoraron de él. Es lo que la medicina ha hecho de él: la profesión que se basa en primer lugar en la humanidad de una persona y, después, en su desapego.

Pero en aquel momento, significó que yo estuve sola desde el punto de vista emocional para gestionar algo que no podía ni imaginar. No había nadie que me defendiera. Las cosas fueron a peor. Mi matrona no me creyó cuando le dije que el tanque de gas y aire se había acabado. Insistía en que lo comprobaría. Noté que creía que yo era una diva exigente. Me regañó por succionar demasiado gas y aire. «¡Te he dicho que solo cuando vayas a tener una contracción!», me gritó una vez. Yo tenía dolor, un dolor constante, no podía distinguir entre contracciones. Intentaron ponerme la epidural. Falló. El anestesista paró y dijo a Ian: «Está sangrando. ¿Tiene un trastorno de coagulación?». No lo tengo. Ian dijo no, no que él supiera. En aquel momento, todo apuntaba a que podría necesitar una cesárea con anestesia general. Y, entonces, lo más fuerte: mi matrona no sabía que la cabeza de mi hijo estaba coronando. Y fue justo después de que se hubiera acabado el gas y aire. En aquel momento, yo rugía con tanta insistencia que un médico interno vino corriendo y preguntó: «¿Por qué hace ese ruido?». Pues te voy a decir por qué: creía que se estaba muriendo, y que nadie la estaba atendiendo.

Todo esto pasó entre las diez de la noche y la una de la madrugada. La primera vez que cogí a mi hijo, vi que los dos teníamos sangre en las uñas, como si hubiéramos salido de algún sitio dando arañazos. No me sorprendió enterarme después de que tenía un desgarro profundo en la pared posterior de la vagina y los labios raspados (¿Le interesa a alguien como nombre de grupo de música?). Pero aquello no había acabado. Casi tan traumático como el parto en sí fueron los puntos.

Estas son algunas de las palabras que no queréis oír cuando tienes a alguien entre las piernas que sostiene hilo y aguja apuntando a vuestra vagina: «¿Pongo el punto aquí o aquí? ¿Qué te parece?».

Así fue como me encontré, con la misma matrona, una hora después del parto. Yo estaba aturdida, colocada por el gas y el aire (que al final habían llenado, gracias por nada), intentando afrontar el hecho de que la matrona había avisado a alguien con más experiencia para que la guiara. En cierta forma, quizá fuera bueno que hiciera la pregunta. Pero no reconocía que oír aquello podría resultar absolutamente aterrador para mí. ¡Por supuesto que lo fue!

Mientras ellos hablaban de mis puntos («Cuesta mucho ver dónde poner la aguja porque hay tanta sangre... ¿Me entiendes?»), yo estaba allí estirada, muda, en los estribos, sintiendo que estaba en la película *Saw*, en la que tenías que hacer algún horrible reto de mutilación para salir de la sala.

Me sentía como una fracasada por el desgarro. Como si mi vagina fuera inferior de alguna manera. Hablamos de «no tener puntos» como si fuera una medalla de honor. Nos enfrentamos entre nosotras así, como mujeres. «¡Tuve a mi bebé en una hora, sin puntos!». ¿Es una mujer convenciéndose a sí misma de que es una experta? Es una competitividad que empieza con la regla («¿Ya te ha venido?») y sigue con la crianza («¿Dónde está el bebé? ¿Es tan listo como el mío? ¿Pesa tanto como el mío?»). ¿Quién nos hace actuar así? No creo que seamos las propias mujeres. Creo que es una presión para mantenernos sometidas. Comprendo que entrar en algo con una actitud positiva puede afectar al resultado, pero también creo que me lavaron el cerebro para que tuviera falsas expectativas. Yo pensaba que prácticamente no habría desgarro, cuando, de hecho, eso es lo más probable. Según un estudio del *British Journal of Gynaecology*, el 85 % de las mujeres sufren algún tipo de desgarro durante su primer parto vaginal. ¡Eso son muchas mujeres heridas! No solo eso, sino que la cifra de mujeres que sufren desgarros graves de tercer y cuarto grado (desde la vagina hasta el ano) se triplicó del 2 al 6 % entre 2000 y 2012 en el Reino Unido. Este aumento se ha atribuido a que los desgarros se diagnostican mejor, pero también a que las mujeres tienen hijos cuando tienen más edad y, además, a que los niños son más grandes.

Por eso, quería hablar de los desgarros en lo que respecta a ese período de tiempo inicial, porque esas lesiones me afectaron mientras conocía a mi bebé. Y cuando empecé a hablar a la gente de ese tema, las historias surgieron a raudales (las historias de los partos en general parecen hacer esto, las mujeres se reprimen, pero las historias están ahí, esperando, como si fueran agua en un embalse).

A una amiga le cosieron los labios por accidente. Tuvo que volver para que le hicieran un corte y la cosieran otra vez correctamente. La herida de la cesárea de otra amiga se pudrió y tenía hongos. «¡Merecen la pena!», dice la gente. Se refieren a los bebés, no a las mujeres.

Las cosas pueden salir mal en medicina porque son seres humanos los que la practican, lo entiendo. Pero también sé que el sistema de salud pública sufre de una financiación insuficiente crónica. Si hay que señalar a alguien debería ser a los gobiernos. Pero me sorprende que se hable menos de esas lesiones y reparaciones de las mujeres durante y después del parto que del parto en sí. Tanto es así que yo ni siquiera pensé en ese tema cuando escribí mi plan de parto. Lo único que pensaba era en la madre de una amiga. Después de dar a luz en los años setenta, le llevaron un cigarro, un cenicero y una caja de cerillas en un carrito. Yo quería ese tipo de posparto. Demonios, yo estaba tan ida que se me olvidó decir que quería ver la placenta (algo que sí que tenía ganas de hacer). ¡Ian ni siquiera hizo una foto! Estaba tan absorto en el bebé. Todavía estoy muy cabreada por eso.

El embarazo fue un tiempo en el que compartí mi cuerpo con alguien, pero me seguí sintiendo una unidad estanca. Durante el parto, sentí que era una lata que cortaban con un cuchillo. Semanas después, estaba convencida de que tenía una infección en el útero, de que había entrado algo, tal era mi sensación de vulnerabilidad de estar completamente abierta. Al principio del embarazo, una amiga me regaló un libro titulado *The Orgasmic Birth*. ¿Optimista? ¡Ridículo! Y ¡sin presión! Pero le agradecí la intención: recordarme que mi vagina era algo más que una vía de escape para un ser humano diminuto. Y creo que eso es lo que más me preocupaba de los puntos. La idea, el reparo, la posibilidad potencial de que me hicieran una chapuza que determinaría parte de mi identidad, mi vida sexual, para el resto de mi vida. Si dieran a luz los hombres, cada unidad de parto tendría un equipo experto de cirujanos plásticos de guardia para reparaciones instantáneas del pene. ¡Qué demonios! Habría alguna especie de Premio Nobel de Reparación del Pene. Pero ¿para las mujeres? Nah. «Mira al bebé», dicen. «¡Mira al bebé!», como si dijeran «mira al pajarito». ¿Acaso no se vuelve todo insignificante cuando ves a tu precioso bebé? La idea de fondo es que debería ser así, si no eres una criatura egoísta; si eres digna de la maternidad. Bueno, yo quiero a mi bebé, pero también quiero a mi vagina, y a mí misma. Si eso me convierte en mala madre, que así sea. Y cuando llegué a casa y se pasó el efecto de los medicamentos y me asenté en esa mezcla salvaje de felicidad y terror que teñiría los siguientes meses, descubrí que estaba enfadada. Furiosa. Que no había habido una confianza establecida. No había habido suficiente anestesia. Que, aunque me enorgullezco de ser asertiva, en aquellos estribos no había dicho lo que pensaba. Me pregunto en qué medida aquella rabia y decepción contribuyeron a la DPP. Cuánto tuve que guardarme y empujar más y más adentro en vez de sacarlo —hasta que se convirtió en una masa turbia en mis entrañas a punto de estallar.

Soy consciente de que escribo esto como mujer blanca. Según un informe de 2019 publicado por la Unidad Nacional de Epidemiología Perinatal, *MBRRACE-UK* (*Mothers and Babies: Reducing Risk through Audits and Confidential Enquiries Across the UK*), las mujeres negras del Reino Unido tienen cinco —¡cinco!— veces más probabilidades de morir durante el embarazo y después del parto que sus homólogas blancas, aunque solo representen el 4 % de las que dan a luz. Para las mujeres de origen étnico mixto, el riesgo es el triple; para las asiáticas, el doble. Un informe del Washington Center for Equitable Growth de 2017 mostró que las mujeres negras sienten que no las escuchan con la misma empatía y que no las creen igual que a las mujeres blancas durante el parto. No se las toman en serio cuando dicen que hay un problema o cuando tienen dolor. Las mujeres negras tienen que luchar contra el estereotipo que afirma que están enfadadas y son agresivas, melodramáticas y exageradas. Su dolor no es tomado en serio. No les hacen caso porque se considera que simplemente son alborotadoras. Y mueren por eso. Como mujer blanca, quizá haya tenido miedo de que me tachen de problemática, pero no me han puesto las cosas más difíciles por el color de mi piel.

La salud mental de las mujeres negras suele ser peor también en la maternidad temprana. En su libro *I am not your baby mother: What it's like to be a black British mother*, Candice Brathwaite escribe sobre su propio agotamiento y aislamiento después del nacimiento de su hija: «Los datos del sistema nacional de salud telemático muestran que las tasas de detención según la Ley de Salud Mental durante el periodo 2017–2018 fueron cuatro veces más altas para las personas del grupo "negro" o "británico negro" que para el grupo "blanco"».

Es fundamental debatir sobre el parto para hacerlo más seguro para todas las mujeres. La organización benéfica Birthrights afirma que todas las mujeres tienen derecho a una experiencia de parto segura y positiva, lo que incluye ser tratada con dignidad y respeto, y acceso al alivio del dolor. Pese a ser algo tan común, el parto es innecesariamente dañino con demasiada frecuencia. Demasiadas mujeres se van a casa tras su paso por el hospital *heridas*. Creo que es importante utilizar esa palabra. Porque son heridas. No son inevitables, ni son medallas de honor. No deberían ser lo habitual. Las mujeres deberían ser informadas de los peligros y riesgos de forma realista. En vez de eso, se les dice que el parto será un paseo lleno de oxitocina. Se les debería ofrecer una cesárea como opción igualmente accesible desde el principio en lugar de considerar que es algo a lo que recurrir si ellas «fracasan» en un parto vaginal por la razón que sea. Hay dos formas de dar a luz, y no son la «natural» y la «pija, cobarde», sino el parto vaginal y la cesárea. Empoderemos a las mujeres para que sean ellas quienes tomen la decisión en vez de hacerles sentir que piden algo que no es razonable ni natural. *Natural* es una palabra ambigua, y, en este contexto, se usa deliberadamente para avergonzar a las mujeres y hacerles sentir desconectadas de su cuerpo y de su bebé. Bueno, yo bebí el Kool Aid «natural», y mi parto vaginal «natural» me hizo sentir totalmente desconectada de mi cuerpo y de mi bebé. Una operación sin anestesia es «natural». Morir de sarampión es «natural». ¿Sabes qué te digo? A la mierda lo natural. Cuando hace daño a la gente, a la mierda.

«Las mujeres tienen que luchar para que se las escuche y, enseguida se las tacha de "difíciles"», afirma la psiquiatra perinatal Rebecca Moore. «¡Animo encarecidamente a las mujeres a que sean difíciles! Si quieren una segunda opinión, o no se entienden bien con la matrona, o quieren que la gente que hay en la sala se presente... Pero, en general, cuesta hacerlo y, por supuesto, te va a costar si estás en mitad del parto».

La doctora Moore aconseja a las mujeres que planifiquen algo más que su parto ideal. Deben tener previstos también las semanas y los meses siguientes. «Planifica tu red de apoyo, tus horas de sueño, etc. Son cosas que puedes controlar, mientras que el parto, no. No digo que no puedas tener preferencias, pero rellenas ese plan mítico con la expectativa de que va a ser así. Y, luego, no lo es —y eso es devastador».

Lo fue para mí. Y eso no fue más que el principio. Otra cosa nació ese día. Una ansiedad. ¿Cómo puedo abordar este amor, este trabajo, esta preocupación? Estaba sobrepasada, y la falta de sueño todavía no me había afectado. Yo pensaba que el parto sería la cima de la montaña. Pero era una cima falsa. Había otra, la que ves solo cuando llegas a la primera, pero que yo todavía no la divisaba porque estaba envuelta en niebla y todavía en más misterio.

De princesa embarazada a mendiga en el posparto

Durante el embarazo, las mujeres reciben toda clase de atenciones —aunque no siempre son buenas—. Sin embargo, tras el nacimiento del bebé, es como si la madre no existiera. Cuando estaba defendiendo la posibilidad de una cesárea para el nacimiento de mi segundo bebé en 2020, me quedé de piedra al escuchar al cirujano decir que no había nada en las notas de mi parto que «indicaran que había habido un parto traumático». ¿Qué? ¿Habían intercambiado mis notas o algo así? ¿Estaban intentando volverme loca a nivel institucional? Quizá aquella matrona fuera tan mala tomando notas como trayendo bebés al mundo. O quizá pensó que yo estaba bien durante todo lo que pasó. Quién sabe. Lo único que sé es que mi voz no aparece en esas notas. Estoy segura de que apuntaron el peso del bebé en algún sitio, igual que sus otras medidas en todo momento. Pero mi salud y mi bienestar quedaron fuera del registro.

En su libro *Constellations*, Sinead Gleeson describe cuidar a un recién nacido como algo «estático pero continuo». Es exactamente así. Un lugar de paradojas. De noche y de día. Oscuridad y luz. Agotamiento y alerta máxima. Te sientes a la vez destruida y renacida.

La tarde después del parto, fui a dar una vuelta por el paseo marítimo. Ian empujaba a nuestro hijo en el carrito de bebé y yo iba andando detrás de ellos. Diría que no tenía más dolor aparte de los puntos y los labios raspados, pero ahora me pregunto en qué estaba pensando. Estaba decidida a que aquello «no pudiera conmigo». Recuerdo que me daba miedo contar a mis padres y a mi hermana que tenía puntos porque mi hermana no los había tenido en ninguno de sus partos y yo sentía (por estúpido que suene) que no lo había hecho lo suficientemente bien. A pesar de no poder controlar realmente la elasticidad de mi pared vaginal. Y mi hermana es la persona más encantadora y generosa del mundo. ¿Por qué sentía aquello? ¿Es porque era una pequeña empollona orgullosa? ¿Por la rivalidad infantil entre hermanas? ¿O solamente estaba viendo que también tenía que explicar a mi familia la parte frontal (la separación de la verdad de mí misma, mi experiencia y los sentimientos de la ficción que sentía que debía representar)? Explicárselo a la gente que me había conocido toda mi vida. Porque eso es lo que empezó a pasar.

En cierto modo, fue fácil. Mi familia y mis viejos amigos vivían lejos, en Manchester. Era relativamente fácil engañarlos y decirles que estaba cansada y que solo podía enviar mensajes de texto, a medida que pasaban las semanas y yo me apartaba cada vez más de ellos. Evidentemente, ese fue uno de los problemas principales: estaba muy aislada. Lo estábamos. La familia de Ian y sus viejos amigos también estaban lejos, en Gales. Y no teníamos a nadie cerca a quien avisar si necesitábamos ayuda (el tipo de ayuda de «estoy en mi peor momento, hace dos días que no me ducho, por favor, no me hables»). Además, pensábamos que no teníamos que pedir ayuda. Criar a un niño. ¡La gente lo hacía todo el tiempo!

Mientras Ian y yo intentábamos instaurar una rutina, mis heridas físicas empezaron a hacerse notar. Los labios raspados, como un auténtico grupo de música independiente, estaban haciendo bises estrepitosos la mayoría de las noches. Compré compresas normales por error, se pegaron a las heridas, y despegarlas fue una proeza sumamente dolorosa. Un problema crucial fueron los puntos. Había algo que no iba bien. No me podía sentar. Tras unos días de agonía, se los enseñé a la matrona que me vino a visitar.

«Oh, Dios mío», dijo, inspeccionando mi maltratada vulva. «Alguien ha decidido ser muy malo contigo».

«¿A qué se refiere?», le pregunté.

«Bueno, han dejado un nudo enorme en el extremo».

Por eso no me podía sentar.

Lo cortó. Mi alivio fue instantáneo. Y momentáneo.

Mi abdomen no estaba desalojado. No estaba vacío. Donde una vez había habido un bebé, ahora había un nudo de ansiedad del tamaño de una pelota de fútbol. Pasé la mayor parte de las primeras semanas pidiendo a Ian que me pasara cosas, mientras me sentaba o me estiraba, atrapada bajo un bebé. Los bocadillos, las bebidas, el mando a distancia, el móvil… Me daba miedo intentar coger algo por si molestaba al bebé que estaba durmiendo o comiendo. Pensaba que no podía dejar estirado a un recién nacido a menudo. Al cabo de un mes más o menos, era experta en hacerlo todo con una mano, desde teclear en el ordenador, hasta ir al lavabo o comer un desayuno inglés completo. «Cuidarte a ti es cuidarlo a él», dijo una matrona. Yo me lo repetía con frecuencia, normalmente cuando justificaba comerme la décima galleta. El azúcar era mi mejor amiga. El azúcar y todos los horribles programas de casas del extranjero de la televisión diurna. Y ese programa sobre el control de fronteras de Australia en el que encuentran serpientes y drogas en el gorro y los ordenadores portátiles de la gente.

Durante esta época, tengo una pesadilla recurrente en la que intento salir de casa y cada vez que me acerco a la puerta, me retraso otros treinta minutos, atrapada eternamente en un círculo en el que olvido cosas, doy de comer al bebé, lo hago eructar y le cambio el pañal. Después, me doy cuenta de que no es una pesadilla; es la vida real. El llanto del bebé me da pánico. Es muy raro. Trasciende toda la razón y la lógica. Es casi como si el sonido me afectara a nivel celular. Todo mi cuerpo vibra con el llanto del bebé y me transformo, al estilo Hulk, en alguien con los nervios destrozados, que farfulla, con una sola idea en la cabeza, que abandona carritos de la compra en los supermercados y corre por el pueblo hasta casa con el carrito de bebé, hablando en una voz alta y tranquilizadora para no parecer una mala madre, o alguien que haya robado a un bebé.

Dicen que hace falta un pueblo para criar a un niño, y es por algo. Creo que cuidar a un bebé diminuto es un trabajo para tres personas. Una se ocupa del bebé, otra recoge y prepara comidas, y otra, descansa. Es que no entiendo cómo se puede hacer con menos personas sin que se vuelva loca una como mínimo. Y perdimos el norte los dos, Ian y yo. Ian sufrió de trastorno obsesivo compulsivo de adolescente y, en aquel momento, con la falta de sueño y el estrés, algunos aspectos del TOC empezaron a resurgir mientras la depresión se apoderaba de mí.

Me gustaría decir que cuando la matrona me quitó el nudo se acabó la molestia física por fin. Pero mi hijo llegó con un enorme hematoma, como una pequeña cabeza en forma de cono, probablemente causado por el nacimiento rápido cuando su cabeza golpeó y rascó uno de mis huesos pélvicos. Eso nos causó heridas a los dos, y yo tuve dolor en la pelvis durante dos años. Me dolían las caderas todas las noches. A veces, el dolor era tan fuerte que lloraba, y me tomaba la dosis límite de analgésicos, incapaz de estar cómoda. El médico de cabecera me dijo que era «normal» tener dolor «aproximadamente un año» después del parto. No me podía poner de lado en la cama. No podía tomar ningún analgésico decente porque estaba dando el pecho. Estoy segura de que aquel dolor fue otro de los factores que contribuyeron a mi lento deterioro; la desintegración que estaba sufriendo que me socavaba la fuerza y me dejaba cada vez más vulnerable. El hematoma de mi hijo solo tardó un poco más que el dolor de mi cadera en disiparse. Solo se había calcificado dentro de su cráneo en crecimiento, y es algo que sabías que estaba ahí solo si sabías buscarlo. Lo suelo besar.

Se dice que cuando tienes depresión posparto estás insensibilizada, que no sientes nada por tu bebé, pero en mi caso no fue así. Yo sentí el impulso instantáneo de protegerlo, pero no lo llamaría apego. (Lo único a lo que estaba apegada era al tipo incorrecto de compresa de maternidad. ¡Ay!) El problema es que me sentía tan lejos de mi estado normal que no sabía ni lo que sentía. ¿Cómo podía saber qué me pasaba? ¿O qué significaba todo aquello?

Lo llamaba «bebé» en lugar de por su nombre durante los seis primeros meses aproximadamente. Cuando empujaba su carrito por la calle, me ponía a un lado del cochecito y empujaba solo con una mano. En parte para mantener más recta la espalda, que me dolía. Pero no puedo evitar ver la metáfora entre líneas: literalmente, no podía conducir la maternidad. Estaba con un pie dentro y, el otro, fuera.

Además, hay que añadir la falta de sueño. Mi hijo durmió mal desde el principio. No hay palabras para describir el nivel de cansancio que experimenté. «No podía con mis huesos» es la mejor forma de describirlo. Sentía que los huesos se me habían disuelto, junto al lóbulo frontal. Hay una razón por la que la falta de sueño se usa como tortura. Estaba tan cansada que no paraba de repetir frases. Estaba tan cansada que no paraba de repetir frases. De noche, en la cama, veía destellos de luz blanca y brillante detrás de los ojos (ráfagas de adrenalina, según supe después) en la milésima de segundo en la que el bebé empezaba a llorar.

Cada vez que el bebé se quedaba dormido, me sentía como cuando había acabado una novela. Una hipersensación de logro. Estaba loca de alegría y de repente experimentaba mi propia inutilidad. Vaciada. Hueca. Evolucionó hasta una especie de nirvana amargo. No estaba segura de qué hacer conmigo misma. El deseo de irme de juerga era fuerte. Y aquella ansiedad no tenía ningún sitio al que ir. Pero el verdadero asesino era la culpa. Porque aquello se suponía que era alguna especie de época dorada de la vida. Se suponía que yo tenía que sentirme afortunada, agradecida y llena. Completa. Mi abuela no paraba de decirme: «Bueno, Emma, ahora tienes todo lo que siempre has querido». Quiero gritar al teléfono cada vez que lo dice, quiero soltar:

«No duermo, abu.

Soy un pozo de ansiedad.

Mi relación está casi destrozada.

Creo que mi carrera ha acabado.

Me duele el cuerpo en cincuenta sitios y no puedo hacer nada y estoy aterrorizada y rota para siempre».

Pero tiene noventa años y no quiero preocuparla ni desilusionarla.

Así que hago lo mismo que con el resto de mis familiares y amigos: digo que estoy bien. Es como si fuera una oración trillada, el mantra del «estoy bien». Pero no me sentía completa. Me estaba rompiendo en mil pedazos y estaba empezando a desaparecer.

Cuando el bebé tiene un mes, quedo con dos amigas en el Grand Hotel del paseo marítimo para tomar un té por la tarde. Salir de casa siempre es como una de esas pesadillas en las que lo pasas mal porque llegas tarde a algo importante, como un vuelo. Lleno el carrito de bebé con toda clase de cacharros para conseguir plantarme en la calle. El hotel solo está a veinte minutos a pie desde casa, pero ya llego tarde. Aunque hay una cosa que agradezco: está dormido. Estoy satisfecha porque he conseguido darle de comer antes de salir, así que puede que duerma durante una hora como mínimo y así tendré tiempo de socializar. Cuando llego al hotel, me doy cuenta de que la mesa en la que están sentadas mis amigas está en el salón acristalado y los huecos entre las mesas son demasiado estrechos para que pase un carrito de bebé. Empiezo a sentir pánico en la garganta.

Unos años atrás, veía a mi hermana salir corriendo de restaurantes, abandonando comidas familiares, para sacar a mi sobrino, cuando era bebé, porque estaba llorando. Se sentaba con él en el coche, le daba el pecho, se iba sin comer porque le estresaba sentir que su bebé estaba arruinando la comida de otras personas. Admito que me parecía un poco ridículo. Ahora, yo siento exactamente el mismo impulso. La misma falta de apetito. La misma incomodidad horrible.

En el hotel, sonrío dócilmente a mis amigas en su mesa en el salón civilizado. La porcelana y la plata tintinean. Hay carritos de pasteles exquisitos que ruedan de un sitio a otro. Estamos a principios de diciembre y el hotel está decorado para la Navidad. Mis amigas me han estado esperando para pedir y comparten una tetera.

Consigo pasar el carrito de bebé entre las mesas hasta llegar a ellas, disculpándome sin parar, intentando no pensar que la gente está incómoda o molesta al ver a un bebé entre ellos.

Saludo a mis amigas, me quito la chaqueta y no sé si pedir una copa de *prosecco*. Dios, cómo echo de menos salir. Pero no sé si es por el cambio de temperatura, o por haber dejado de estar en movimiento, o porque nota que me he relajado, pero el bebé se despierta en cuanto me siento. Me lo quedo mirando fijamente para que no llore.

«No llores no llores no llores, por favor».

Llora.

Mis amigas intentan hablar conmigo. Me preguntan cómo estoy. No les molestan los lloros. Quizá no molesten a nadie. Pero a mí, sí. No me puedo concentrar. Intento responderles. ¿Cómo estoy? ¿Cómo estoy?

Llora. Llora.

Es imposible.

El camarero viene a tomarnos nota.

Es demasiado tarde. Estoy aterrada. Me palpita el corazón. Me entra el pánico. ¡Estamos arruinando el té de todo el mundo!

«Lo siento», digo, levantándome. Hago maniobras para sacar el carrito de bebé otra vez. Golpeo las esquinas de las mesas al pasar. Perdón, lo siento. Solo estoy intentando salir de allí para que no me oigan.

Empujo el carrito hasta el lavabo para minusválidos. Saco al bebé del cochecito y le empiezo a dar el pecho. Se queda en silencio. Exhalo. El móvil vibra. Es una de mis amigas. «¿Estás bien?».

«Sí», respondo. «Cinco minutos. Perdón. Pedid vosotras».

Pero me siento allí más tiempo. Le doy de comer y, luego, me doy cuenta de que tengo miedo. No quiero volver al restaurante. Me siento muy lejos de toda esa gente, incluso de mis amigas. Quiero irme a casa. Pero el impulso es más simple que eso; menos positivo y tranquilizador. Quiero esconderme.

Miro a mi alrededor en el lavabo. Incluso en el Grand Hotel, dar el pecho en un baño es algo bastante penoso. Estoy lejos de dominar dar el pecho con confianza en público —y esto aumenta mi sensación de vergüenza, fracaso, y la necesidad de huir a un sitio oscuro y secreto en el que pueda hacer las cosas del bebé en privado—. En el curso prenatal, me presionaron enormemente para que diera de mamar. Pero era increíble los pocos sitios que había para hacerlo con comodidad y confianza. Si nos van a presionar, quizá al menos ofreced más sitios, ¿no? O quizá haced que las mujeres se sientan más seguras sacándose el pecho. Hay propaganda por todas partes de la palabra *natural*, y la consecuencia es una sensación de fracaso para las mujeres que no dan el pecho o no tuvieron un parto vaginal, aunque sean cosas que suelen ser complicadas. De nuevo, es la trampa de lo «natural». Pero ¿y si lo natural estuviera intentando domarme y constreñirme? Como si me quisiera poner en un sitio en el que la sociedad pudiera vigilarme y ver a otra hija dócil que juega a ser otra madre obediente.

Pero yo estoy demasiado desorientada para tener pensamientos tan complejos allí, en aquel lavabo. Estoy destrozada. Me cuesta mantenerme a flote.

Vuelvo a poner al bebé en el carrito, entro sigilosamente en el vestíbulo y salgo por la puerta principal. Mis amigas están desconcertadas. Les pongo un mensaje de texto para disculparme por el camino, mientras me voy corriendo, llorando.

«¿De verdad estás bien?», me escriben.

«Sí, ¡estoy bien!», insisto. Mi mantra. Mi mentira viviente. «¡Solo es que me estoy acostumbrando a dar el pecho!».

No me presionan. ¿Se sienten incómodas a su manera? ¿Los tabúes para las mujeres se extienden en todas las direcciones, y hacen que todas tengamos miedo de hablar, preguntar, llorar, gritar?

Tetas y tropos

«No escribas sobre la lactancia, ¡hagas lo que hagas!», me avisó Katie.

«¿Por qué?», le dije. «¡Es horrible! ¡Tengo mucho que decir!»

«No», dijo. «No, no, no, no y no».

«Pero ¿por qué?»

«Porque, Emma, HAY QUE TENER CUIDADO CON LOS TROPOS DE LA MADRE PRIMERIZA».

Tiene razón, por supuesto. Katie es una vidente y un oráculo. O también se puede decir que es brutalmente honesta. Dar el pecho es agotador. Yo decidí hacerlo porque, de alguna forma, la idea de usar un sacaleches me parecía más deprimente. Demasiado bovino. Pero enseguida me di cuenta de lo duro que era amamantar.

Odio la conspiración de silencio ¡otra más! sobre la realidad de dar el pecho. Nadie te cuenta que, al principio, el bebé estará pasando hambre (sobrevivirá, pero pasará hambre) hasta que te salga el calostro y te suba la leche y que, durante ese tiempo, nada lo tranquilizará, y tú estarás desquiciada.

La primera noche, el bebé chilló sin parar durante horas. Ian lo paseaba por la habitación mientras yo estaba estirada en la cama, angustiada, pensando que mi hijo sufría un dolor horroroso. Estaba bastante segura de que se quedaría traumatizado. ¡Ya lo estábamos haciendo mal! ¡Ya la estábamos cagando! Décadas después, al ir a terapia, su loquero le dirá que la razón por la que odia esa parte de la noche, por la que no puede dormir, por la que odia los pechos y a las mujeres y a sí mismo es que su madre no tenía comida para él la primera noche de su vida. Al final, Ian lo meció hasta que se quedó dormido y se calmó. Nunca olvidaré las palabras que dijo Ian mientras lo dejaba en la cuna de colecho. Nunca le había oído decir aquello antes, pero, desde aquel momento, lo ha dicho muchas veces y yo lo he adoptado muchas veces al hablar a nuestro hijo: «Ya estamos», dijo, mientras dejaba al niño agotado en la cuna, con el chupete puesto (nunca volvió a aceptar el chupete después de esa primera noche), envuelto con una muselina de estrellas azules. El bebé estaba dormido.

Sentí que se me relajaba el pecho. Soltaba aire. No respiro bien cuando mi bebé está enfadado, lo que significa que a menudo no respiro bien porque los bebés suelen estar así. Si hubiera sabido que le podría haber dado un biberón de fórmula, todos nos habríamos calmado. No sentí que esa opción estuviera en mi arsenal. *Tenía* que hacerlo todo con mi pecho. Obligatoriamente. Esa era la regla. Las demás opciones, como con el parto, me las habían presentado como un plan b, como una salida fácil. «Solo debes tener fe», me dijo una matrona. Sin embargo, hay una razón por la que no soy religiosa. Comprendo que no quieren que el bebé se confunda con un biberón cuando no se ha acostumbrado a un pezón, pero un poco de sinceridad no iría mal.

«El pecho es lo mejor», dicen en el curso prenatal, en todos los folletos; en toda la propaganda. Y me dan ganas de gritar «¿MEJOR PARA QUIÉN?». Debe haber mucho más apoyo para las mujeres que elijan dar el pecho o no. Hace poco, una amiga me dijo: «¿Dónde están los asesores de la alimentación con biberón?». Es una buena observación.

El calostro (los primeros días de leche materna) tiene algunos beneficios claros (tiene anticuerpos y también es un laxante suave que ayuda a los intestinos del bebé a moverse y eliminar el meconio, pero creo que todavía no hay una conclusión científica sobre si la leche materna después de eso es mejor que la de fórmula. Además, independientemente de lo que diga la ciencia, hay dos personas en la ecuación, no una. Hay una madre además de un bebé. Una madre que con frecuencia está agotada, confundida, perdida y, normalmente, tiene dolor o incomodidad. ¿Esto es lo mejor que podemos esperar? ¿De verdad?

Mi leche al final subió unos días después del parto. Y vaya si subió. Recuerdo estar delante del espejo, sorprendida al ver aquellos pechos enormes, cónicos y que goteaban. *Hinchados* es una palabra fea y sexy. Pero, mientras empezaba a alimentar a mi bebé, era difícil saber cuánto tomaba. Me habría gustado tener el pecho transparente para poder ver cuánta cantidad había dentro. Y entonces me di cuenta de lo que deseaba. Deseaba ser una granja lechera.

Dar el pecho no fue lo «mejor» para mí. Ni por asomo. Fue horrendo. Cogí mastitis. Tenía escalofríos durante la noche. No soportaba que el edredón me tocara los pezones. Ian me tomó la temperatura. «Tienes fiebre», me dijo. Pensé que tenía una infección en el útero después de que el parto me hubiera dejado aquella sensación de vulnerabilidad y de estar resquebrajada. Pero entonces noté que tenía bultos fibrosos en el pecho izquierdo. Conductos bloqueados, leche atrapada. Pudriéndose dentro de mí. El dolor era horrible. Tomé un analgésico, un absurdo paracetamol —que no hizo nada pero que es lo único que permiten a las madres—, y no noté ninguna mejora. Al día siguiente, tomé antibióticos, y me provocaron candidiasis, vaya gracia.

Empecé a llamar a mi teta izquierda «teta mala». Además de tener la mastitis, era el pecho que goteaba más y el que sacaba leche de una forma más irregular. Sorprendió al bebé varias veces y le dio en el ojo. (Aunque hay que pensar que él se meaba en su propia boca en el cambiador, así que tenía problemas más importantes.)

Dar el pecho no me hizo crear un vínculo con mi bebé. Me hizo odiarlo. Mirara donde mirara, allí estaba él, con la boca enorme delante de mí como un abismo y su necesidad horrible, insaciable. Empecé a ver el abismo rojo de su boca como EL ENEMIGO. Me convertí en contorsionista. Estaba tan desesperada por calmarlo que me lastimé levantando la pierna un poco del suelo para inclinarlo en el ángulo adecuado. Y también me hice daño en un músculo del cuello estirándolo para darle un beso mientras estaba amamantándolo.

«La madre naturaleza es misógina», le dije a mi amiga Jenn. «No hay otra explicación. Se supone que me tengo que sentir ñoña y llena. Y me siento lo contrario».

Jenn está de acuerdo. Es una gran lectora. Dice: «Cuando era adolescente, nunca entendí a qué se refería D. H. Lawrence al escribir sobre la "enemistad amarga y profunda" entre hombres y mujeres. Ahora sé que hablaba de la crianza de los hijos».

Sí. Porque Ian no está pasando por esto, ¿verdad? Y lo odio por eso. Sé que no debería, pero es así. Estoy empezarlo a hacerlo. Mis huesos se están empezando a volver en su contra.

Pero, sobre todo, dar el pecho se convierte en otra cosa más de las que me hacen odiarme a mí misma por odiarlas. Odio el hecho de no poder continuar con mi trabajo. Odio el hecho de que sigo comiendo paquetes enteros de galletas solamente para no sentirme cansada. Odio el hecho de que la mayoría de los zapatos no me vayan y probablemente no me vuelvan a ir nunca más. Odio que haya tanta presión para dar el pecho, pero ningún sitio limpio y privado para hacerlo en ninguna parte de la ciudad. Odio no ser lo suficientemente feroz para sacarme las tetas y pensar «¡a la mierda!». Odio todo este miedo, inquietud y culpabilidad que ha salido de repente. ¿Qué más? Odio mis pezones telescópicos, mi sexo machacado, y el hecho de que no hay escapatoria posible. Más bien al contrario: yo estoy dentro del problema.

D. H. Lawrence podría tener razón, porque cada vez dirijo más esos sentimientos oscuros hacia Ian. Odio que él, si no quiere, no tiene que dejar de beber vino cuando lleva solo unas copas. Odio que pueda salir durante todo el día sin planificarlo. O que duerma profundamente porque todavía puede acostarse sin que una pequeña parte de su cerebro se quede encendida, incluso cuando está dormido, lista para detectar un movimiento entre las sábanas de la cuna, o el mínimo atisbo de un llanto. Porque su cuerpo todavía no es un desconocido para él, después de meses de misterio, de sorpresa, de rendición. Estoy en mi punto más bajo y oscuro. No había estado así desde que tuve un desengaño amoroso con veintidós años. Y de eso hace quince años.

Una noche, Ian se queda un poco más de lo acordado en el pub y, cuando vuelve a casa, estoy lista para apuñalarlo. «¡LLEVO HACIÉNDOLO TODO SOLA DURANTE HORAS, JODER!», grito, desquiciada. Me duele la espalda porque he tenido que estar paseando arriba y abajo al bebé porque si no, no se dormía. Me siento la gaitera más triste del mundo, yendo de un lado a otro con paso lento y pesado y con una bolsa envuelta en el hombro.

Ian se preocupa de verdad en ese momento. Sugiere que hable con mi familia. Pero están a kilómetros de distancia. Y me gusta ser independiente. Pero tiene razón. Nunca he sido menos autónoma que ahora. Me estoy revolviendo, maldita sea. Envío algunos mensajes. Al día siguiente, Ian sale a comprar un árbol de Navidad. Uno pequeño y blanco con luces preencendidas. Cambia el salón, y mi humor. Además, hay algo que no digo, y tal vez ni siquiera entonces me di cuenta, pero ahora sí que soy consciente de ello: antes, salíamos juntos. Ian y yo. Nos encantaba ir al pub. Comer fuera. Disfrutábamos. Salir era una piedra angular de nuestra relación. Y había pasado a la historia.

Unas tardes después, llaman al timbre. Me pongo nerviosa. No me gustan las visitas sorpresa, y tengo una pinta horrible, y me siento como una mierda, y...

Abro la puerta.

Es mi nueva amiga Alex, del curso prenatal. Es franco-canadiense y está llena de alegría de vivir. Me llama «amiga». Viene con el carrito, el bebé y varias bolsas. En las bolsas, hay regalos especiales, sal y harina para que pueda hacer impresiones con masa de sal de los pies del bebé. También trae salchichas, kale y puré de chirivía porque «estaban de oferta». Se sienta al lado del árbol de Navidad. Le digo que es como una maga. Una de las tres Reinas Magas. No da importancia al cumplido porque ella es así.

Se queda una hora y luego se va. La veo entrar en el ascensor y algo cambia dentro de mí. Algo se ha perforado.

Cojo la sal y la harina y las llevo a casa de mis padres la semana siguiente. Mezclo la masa, aplasto los pies del bebé dentro y horneo tres pastitas duras de sus pies. Es bueno hacerlo. Detiene el mundo y mis preocupaciones un momento; reúne todo lo que da vueltas en un punto sólido en el tiempo, lo captura y lo conforma. Hablo con Alex por

Facetime para darle las gracias y nuestros bebés aprietan las manos en la pantalla del portátil.

Alex es una buena madre. No solo de su bebé, sino también de sus amigas. No debes tener hijos para ser maternal. Puedes cuidar como una madre a todos los que te rodean, incluso a ti misma. Siempre lo he creído. Una buena mujer me lo ha recordado. Digo a la lactancia y a la madre naturaleza que voy a introducir una regla de «tres *strikes* y quedas eliminado» y, después de la mastitis y la candidiasis, solo queda un *strike*. Después, le daré leche de fórmula. Aplico una crema mágica de lanolina después de cada toma. Nunca tendré un talento natural para esto, pero es un poco más soportable durante unos meses. Todavía me siento inestable. Sigo sintiéndome rara. Como desarraigada y confusa. Como si fuera pequeña y estuviera a la deriva.

Pero cuando Alex me llama y me pregunta cómo estoy, no puedo admitir lo que siento de verdad. Que estoy asustada, y cansada, que me siento sola y triste. Que odio todo esto. No puedo decir la verdad a esta mujer encantadora, amable y normal. Así que hago lo que se me da tan bien ahora: miento.

Entonces, la madre naturaleza lanza otra pelota curva. Le salen dientes al bebé. A las dieciséis semanas. Empieza a morderme. Tengo costras en los pezones y tengo que dar el pecho a través de ellas. (En ese punto, empiezo a dar gritos en silencio, dejando que la cabeza me cuelgue hacia atrás y abriendo mucho la boca, sacando aire y toda mi rabia hacia el cielo, mientras él succiona sin darse cuenta de nada. O al menos eso espero.) Me hace sangre. Doy un aullido. Esto va más allá del deber. Al principio, ni caigo en que sean los dientes. ¿Algún otro bebé ha tenido dientes a las dieciséis semanas? ¡No! Pensaba que era normal que te mordieran, sangrar y tener costras, y vuelta a empezar. (Hay muchas cosas que acepto como «normales» al llegar a este punto.) Quiero decir, es horrible. Empapo los protectores de lactancia de sangre, como si fueran compresas. Los pezones me sangran tanto que siento que necesito un equipo SWAT listo para venir a rescatarme cada vez que me muerde. Fantaseo con que entran de repente por las ventanas y me apartan del peligro, con Sigourney Weaver al mando, sin aguantar ninguna majadería. «¡Sacadla de aquí!». Sigourney me mete en un helicóptero y volamos hasta la otra punta del mundo para llevar a mis pezones a un lugar seguro.

Pero nadie me saca de aquí. Aunque sí que hay alguien que me da información importante. Una osteópata craneal a la que voy a ver para que mire el hematoma del bebé, lo está examinando cuando menciono de pasada que la lactancia me hace sangrar. Me mira de una forma rara.

—¿Sangras? ¿Cuánto?

—Oh, mucho. Pero, en realidad, eso no es lo peor. De las caderas ya ni hablemos…

Entrecierra los ojos.

—¿Tiene dieciséis semanas? —pregunta.

—Sí —contesto.

La osteópata le abre la boca al bebé.

—¿Crees que le están saliendo los dientes? —le pregunto.

—No —dice—. Sería demasiado pronto. Cuando les salen... ¡Oh! —Se sobresalta. Le baja el labio para enseñarme la encía, que tiene tiras de un color blanco pálido—. Les salen unas cosas que parecen granos de arroz en las encías. Como esos.

Le cierra la boca y me mira.

—Le están saliendo los dientes.

—Oh. Vale. Buf. Genial.

¡Los dientes! A las dieciséis semanas. Quiero hablar con el Ratoncito Pérez o quien esté a cargo de este rollo.

Recuerdo que cuando estaba embarazada oí historias terroríficas que decían que algunos bebés nacían con todos los dientes. Como embarazada que estaba entre otras mujeres en estado, cogía aire y me estremecía al oírlo. ¡Un bebé monstruo con dientes! Arrgh. En aquel momento, me parecía horrible. En cambio, ahora pienso: «¡Sería un sueño increíble! Te sacas de encima el tema de los dientes mientras está en tu barriga. ESTÁ INSONORIZADO. Es genial».

Porque a las dieciséis semanas, fue un problema. No puedes «regañar» a un bebé diminuto. No puedes decir «¡No!» cuando te muerde, algo que sí que puedes hacer con bebés más mayores. Los bebés diminutos no tienen la capacidad de almacenar la información y recordarla para la próxima vez. No tienen unidades de procesamiento. No están listos para aprender a adaptar su comportamiento. Solo se disgustan. Así que seguí dando el pecho un mes más.

Creo que ya no me quedaba casi nada de amor propio en aquel momento.

Además de la parte física de las cosas, la lactancia me parecía dura desde la perspectiva ideológica. Era una división injusta del trabajo. Y los demás me hacían sentir incómoda por hacerlo en público. A algunas mujeres de mi grupo del curso prenatal les hacían comentarios cuando daban el pecho fuera de casa, y yo estoy lista para un ataque así. Tengo frases preparadas: «¡Eh! ¡Que esto no es un espectáculo erótico! Es un restaurante, no un club de *striptease*, cariño». Y también: «¡Él también está comiendo, por el amor de Dios!». Según la ley de igualdad de 2010, es ilegal impedir que una mujer dé el pecho en cualquier sitio. ¡Cualquier sitio! Creo que es una ley que la gente debería conocer, ahora que me afecta a diario. Como la ley por la que hay que ceder el paso a los peatones que cruzan un desvío, en lugar de gritarles por no mirar. No me puedo creer que las mujeres no hayamos apoyado más lo de dar el pecho en cualquier parte. Todas vamos arrastrándonos por ahí, preocupadas por exponer los pezones y ofender a una sociedad que hace pagar a la gente por verlos. No es culpa mía que los pechos de las mujeres se hayan convertido en una mercancía y, por lo tanto, hagan que algunas personas se sientan sexuales/incómodas o ambas cosas.

En parte, el motivo por el que me quedo más en casa y por el que no quiero salir es porque me da pánico darle de comer el público. Sacarme las tetas. Siempre tengo que luchar con el chal. ¡Qué rollo! Una vez pensaba que estaba cubierta y me di cuenta de que desde arriba sí que lo estaba, pero toda la teta estaba expuesta por la parte de atrás, a toda la cafetería. Había perdido demasiada energía para pensar «¡Mierda!». Nunca fue una maniobra tranquila. Y tampoco cogí el tranquillo al portabebés.

Quería tener una aplicación que me indicara sitios que estuvieran bien para dar el pecho a un bebé y cambiarlo. (¿Puede diseñar alguien esta aplicación, por favor?)

La preocupación me corroía cada vez que iba a salir de casa. ¿Habría algún sitio para sentarse? Necesitaba un asiento cómodo con la altura adecuada para poder tener los pies planos en el suelo. ¿Podría encontrar algún sitio que cumpliera esos requisitos a tiempo cuando él empezara a llorar? El sonido de su llanto me hacía sentir pánico. No sabía por qué lloraba, pero al cabo de un mes lo aprendí. Los bebés lloran cuando están cansados. (Y a él también le estaban saliendo los dientes.) Y, a veces, lloran sin razón. Simplemente, les apetece un *skrike* rápido (una buena palabra de Lancashire). ¡Yo pensaba que siempre era por la comida! El mensaje era COMIDA COMIDA COMIDA. Una madre de éxito es una madre que alimenta. Una madre de éxito es una madre con un bebé gordo. Puede parecer mucho más fácil quedarte en tu comedor, sin jersey, viendo programas de casas en el extranjero y comiendo azúcar.

También hay mucha desinformación sobre el alcohol y la lactancia. Nadie lo puede investigar realmente, por razones obvias. Aparte de los motivos éticos, no existe una presión o un incentivo real para hacerlo. Al fin y al cabo, lo único que se limita es la vida de la mujer. Todo es muy vago y general, incluso del sistema público de salud; la versión oficial es que la única cantidad de bebida que se ha demostrado que es segura mientras se da el pecho es nada. Hablo con mi amiga pediatra Alex sobre esto. Dice que el nivel letal de intoxicación etílica es el 0,4 % de alcohol en sangre. La leche materna no puede amplificar ningún alcohol en sangre; como máximo, está en la misma concentración. Por lo tanto, incluso si has ingerido suficiente alcohol para matarte, habría menos alcohol en tu leche materna que en una cerveza sin alcohol. La próxima vez que la vea, nos tomaremos un *whisky*. Mientras damos el pecho. «¡Pero es una neurotoxina!», dice la policía de la lactancia. Claro, y también lo es el gas de los tubos de escape, y tragas bastante de ese humo si vives en una ciudad o cerca de una carretera. La vida moderna es tóxica. No tenemos que avergonzar a las mujeres por beber una copa de vez en cuando.

Me decía a mí misma que era por los dientes. Pero no era eso. Era la inhibición y la falta de libertad. Las dificultades de dar el pecho se sumaron a una carga que ya era muy pesada. Supongo que me refiero a que, si una mujer sufre durante el tiempo suficiente, tiene falta de sueño durante el tiempo suficiente y, además, siente que tiene que seguir adelante y poner buena cara, se va a desmoronar. Pero yo no tenía ni idea. Yo estaba en la oscuridad, y cada vez estaba más oscuro. Era enero, casi febrero. Lloraba y gritaba cada vez más a menudo. Cuando miraba el mar, el horizonte había desaparecido. La niebla y los fantasmas estaban por todas partes. Yo no encontraba el camino para volver a casa, ni volver a alguien o a algo.

No podía dejar de pensar en el concepto de posesión demoníaca. Era una idea que me había obsesionado unos años antes, cuando estaba en medio de una ruptura y vivía en una casa grande en la que estaba sola con frecuencia. Siempre estaba pensando que un demonio venía a por mí. En parte, porque me encantan las películas de terror, pero también porque, para mí, la enfermedad mental es sinónimo de la idea de que te persiguen y se apoderan de ti. Pero nunca había estado así de mal. Esa vez, me iba a consumir. Me pregunto qué influencia ha tenido la conciencia del diagnóstico equivocado en el pasado de tantas enfermedades mentales (sobre todo de mujeres y niñas) en las que se pensaba que estaban poseídas por demonios o espíritus. Creo que me estaba dando cuenta de algo mal diagnosticado o sin diagnosticar en mi caso. Fueron unos días en los que lo veía todo tan *negronegronegro* y me sentía tan *tristetristetriste* que no encuentro palabras normales para describirlo. Algo iba a ocurrir, lo notaba. Se estaba gestando una tormenta furiosa. ¿Tendría yo la fuerza para capear el temporal y sobrevivir?

A Ian y a mí nos encantaban las tormentas. Las veíamos muchas noches desde el balcón, mientras los relámpagos bifurcados soltaban destellos púrpuras en el agua del mar. Pero aquella tormenta era distinta. Más grande. Estaba dentro de casa. No era algo divertido que experimentas desde la seguridad de estar a cubierto. Me sacaba por la ventana, me arrancaba el pelo de la cabeza, me llenaba la boca de aire helado que me impedía pedir socorro. La presión. La presión baja.

Cayendo. Subiendo.

Algo venía a por mí.

Algo iba a suceder.

Quemada

Nuestro piso de Brighton estaba cerca del viejo muelle del Oeste que se quemó. Se incendió en 2003 y ahora es un esqueleto oscuro, una silueta gótica en el paisaje marítimo. Es aún más bello por estar desolado. Mucho más agradable de mirar que el muelle que funciona. Hay una boya roja en el mar que marca su límite para alertar a los barcos y a los nadadores de que hay peligrosas partes de hierro sumergidas justo debajo de la superficie. Hay trozos del muelle que se caen cada vez que hay tormenta. En invierno, los estorninos se posan en los restos de las vigas desvencijadas. De noche, la boya emite una luz roja más o menos cada cinco segundos. Cuando nos mudamos aquí, Ian y yo lo veíamos juntos habitualmente sentados mirando al mar, tomando una taza de té o una copa de vino. Cuando el bebé era pequeño, yo lo miraba sola, de pie, dando el pecho a todas horas del día y de la noche. Escribí fragmentos de cosas en trozos de papel durante esa época. Encontré uno mientras estaba mirando mis viejos diarios para escribir este libro.

Levántate. ¿Está llorando? Has oído algo, por eso te has despertado. Debe de ser eso. O la energía. A veces, crees que todavía compartís un pulso. Tú te despiertas, él se

despierta. Él se despierta tú te despiertas. No hay uno solo.
No existe el aplazamiento. Recoges tus calcetines. Pero no
te los pones aún, te resbalarás en el suelo. No son tus calcetines. No, son tus calcetines, está bien. Póntelos.

Escribí esas palabras durante los primeros meses después de ser madre. No suelo escribir notas sobre mi
vida. Anoto cosas para varios proyectos en los que
trabajo en cuadernos A5, pero ese texto estaba en un
trozo de papel arrancado de mi agenda semanal. Me
preocupó cuando lo encontré. Es un párrafo corto y
raro (¿por qué esa obsesión con los calcetines?) y no
recuerdo haberlo escrito: no sé si era de día o de noche; si intentaba hacer algo con eso, enseñárselo a
alguien, o si solo era para documentar lo que sentía
en aquel momento. Nunca he sido diarista. Pero tampoco había sido madre antes. Puede pasar cualquier
cosa.

Lo que más me preocupa de esas palabras no es el hecho de que apuntan a la falta de sueño, que ya se estaba
convirtiendo en un problema y creo que fue lo que me
puso más enferma. Ni el hecho de que las cosas cotidianas
me estaban empezando a parecer ajenas (incluso mis propios calcetines). No, es cómo muestran que estoy a la deriva respecto a mí misma, como alguien que tiene la experiencia de estar fuera del cuerpo. No conozco a la mujer
que escribió esas palabras, sin embargo, yo era ella. Ahora,
parece el claro comienzo de una separación de un sentido

de mí misma; una abstracción de toda mi vida y mi identidad. También se parece mucho a la negación: es decir, la primera etapa del dolor. Cuando echo la vista atrás para intentar recordar a esa persona, no la conozco. Recorro calles de Brighton, donde todavía vivo, calles que recuerdo de cuando las recorría penosamente, empujando el carrito de bebé —y los recuerdos de aquellos días son despiadados—. Me siento como si estuviera viendo una película sobre la vida de otra persona y no recordando la mía.

¿Cómo me alejé tanto de mí misma?

Recuerdo que nos vino a ver una auxiliar sanitaria. Era una mujer agradable. Lo ordené todo como si tuviera una cita, o como si fuera a conocer a mi suegra. Peor: era como si me estuvieran llevando a juicio. Era culpable hasta que demostrara lo contrario. Está claro que yo quería parecer perfecta. Me dediqué a dar la vuelta a todos los libros (incluso los míos) que pudieran hacer referencia a alcohol, tabaco o drogas, o a cualquier tipo de violencia o asesinato o extravagancias (es decir, la mayor parte de mi colección de libros).

Existen dos grandes miedos subyacentes para las madres, creo, y esos temores máximos informan sobre todos los intentos para evitar que nos hagan sentir vergüenza y que nos juzguen: el bebé va a morir, o (peor, de alguna manera, socialmente) el bebé va a ser secuestrado. Desde esa base de terror nos asustan, intimidan y presionan para que nos conformemos. Para que nos «mantengamos a salvo» por y para la sociedad, y con «a salvo» me refiero a que le tengamos miedo. Que sea poco probable que nos quejemos o que nos desboquemos. Suprimimos nuestras verdades.

Quería convencer a la auxiliar sanitaria de lo perfecta que era para el trabajo. Sentía que era más una entrevista de trabajo que una revisión en mi beneficio. Creo que lo que más me sorprende ahora es que no sentía que fuera algo para mí. Quiero reírme de esta persona ahora. ¿Qué demonios pensaba? ¿Por qué intentaba ser Doris Day? Pero estaba tan llena de ansiedad, tan llena de la idea de que debería haberme metamorfoseado en algún tipo de nueva criatura intachable. Estaba tan ocupada intentando parecer perfecta (la madre y ama de casa modélica) que me olvidé de decir la verdad. No escuché las preguntas realmente. Quería su validación, quería que tachara las cosas de la lista y que se fuera. También creo que yo vivía en tal estado de nervios (en alerta máxima, con la adrenalina a tope) que solo rozaba la superficie de las cosas sin analizar mucho. Por eso, no me trabajé cómo contarle mentiras. Solamente estaba dándome prisa para llegar a la siguiente cosa que pudiera necesitar mi bebé (siempre necesitaba algo). Vivía a toda pastilla.

Aunque yo viva en Brighton, un foco liberal lleno de gente progresista, absolutamente en todas las parejas con las que me encontré (desde el grupo del curso prenatal hasta el maldito Baby Boogie) la mujer interrumpía un tiempo su carrera profesional, pero el hombre, no. Todas las mujeres que conozco con pareja heterosexual dejaron de trabajar como mínimo durante seis meses para ser madres. Y esto es Brighton. Relativamente rico. Sin duda, progresista.

Esta situación tiene mucho que ver con dar el pecho, pero parece algo muy extendido, y tiene repercusiones. Los hombres están «trabajando», así que tienen prioridad a la hora de dormir. Pero las mujeres también están trabajando. Duras y largas horas. La maternidad es un trabajo a jornada completa. Las tareas domésticas son un trabajo duro que no se reconoce ni se paga. Cocinar, limpiar, lavar, cuidar a los niños. Todo eso hace que una casa funcione: sin embargo, se considera solamente parte de la vida cotidiana. Pero este hecho causa problemas en cuanto a la independencia financiera y sentirse empoderada y segura. Ian y yo todavía discutimos a veces cuando me dice que él «pagaba todas las facturas durante ese tiempo». Él ganaba dinero porque podía, pero los dos estábamos «pagando las facturas». Y, sin duda, en mi caso, el precio que pagué fue mucho más elevado en lo referente a mi salud mental.

Las mujeres a las que conocí durante mis seis primeros meses como madre primeriza se levantaban de noche, todas las noches, sin respiro salvo quizá medio día el fin de semana cuando su pareja «hacía de canguro» para que ellas pudieran echar una cabezadita, o hacer un recado o darse una ducha. No solo eso, sino que la carga mental (saber cosas como cuánto y cuándo come el bebé, la ropa que le va, cuándo le tocan las siguientes vacunas) pertenecen al ámbito de la mujer. Teniendo en cuenta que son personas que con seguridad se identifican como feministas, es una porquería. Tal vez a medida que los niños crecen el trabajo se reparta de una forma más equitativa, aunque con los bebés, son las mujeres las que hacen la mayor parte del trabajo, la mayoría de las veces. Mi cerebro estaba sobrecargado de esto, y yo no tenía ningún lugar donde compartirlo o descargarlo. Y, junto a la ansiedad, era muy peligroso.

«Hay mucha gente que no disfruta del primer año de la maternidad, y es muy triste», afirma Sara Campin, fundadora de la aplicación Nourish, diseñada para dar a las madres un mejor bienestar mental y calmar su estado de nervios. Sara encontró la inspiración para crear esta aplicación después de encontrarse «insatisfecha y agotada» tras el nacimiento de sus dos hijos. «Empecé a pensar que con certeza no era la única madre que no los estaba disfrutando», dice. «La gente hablaba cada vez más de lo difícil que resultaba, pero nadie decía "Así encontraréis la alegría después de ser madres". Con Nourish, queremos empoderar a las mujeres y enseñarles formas de ser más compasivas consigo mismas».

Lanzada en 2019, Nourish ofrece pequeñas dosis de *coaching* cada día, desde meditaciones de *mindfulness* de cinco minutos hasta mini sesiones de yoga y consejos para mejorar el ánimo. Yo la uso y me encanta. Qué lástima no haberla tenido en 2016. Campin dice que ha descubierto una comunidad de bienestar materno creciente *online*. «Hay muchas barreras para las madres en referencia al autocuidado: tiempo, culpabilidad. Se considera algo agradable pero insustancial, o no es guay», dice. «Sin embargo, descansar te permite ser una madre mejor. La aplicación ofrece muchas herramientas, formatos y extensiones distintas. Es llevar un apoyo en el bolsillo, al alcance de la mano. Puede transformar la forma en la que practicas el autocuidado. Te ayuda a tranquilizarte».

En 2016 y 2017, no me quedaba espacio en la cabeza para mí. Cuando me imaginaba ser madre, realmente pensaba que el bebé se adaptaría a mi vida. «La verdad es que hago el trabajo perfecto para la maternidad», decía entusiasmada a mis amigos. «¡Puedo trabajar desde casa en pijama!». La risa que me da ahora al recordarlo, una especie de angustiosa HAHAHARRRGGGGGGG que ocuparía el resto del número de palabras de este libro.

Mi amiga Katie es una de las mujeres más inteligentes que conozco. Somos amigas desde que yo tenía veintidós años. Es elegante, erudita, sofisticada y de letras. Navega por cualquier situación social que le eches, como un cisne, pero con joyas muy buenas. No habla; susurra como Nigella. (Conocí a Nigella Lawson en la presentación de un libro y yo no dejaba de pensar «Dios, cómo me recuerda a Katie»). Los hombres siempre intentan hablar con ella por todos los medios. Un amigo del que yo estaba prendada me dijo, después de conocerla en un festival: «Me he enamorado un poco de Katie». «Sí», contesté cansada (y ligeramente celosa), «todos nos enamoramos un poco de Katie…».

Katie fue madre soltera y tuvo a su hijo cuando tenía treinta y pocos años. Recuerdo decirle mi típica frase cuando yo estaba embarazada: «¡Puedo trabajar cuando el bebé duerma!» Y ella me miraba con una especie de cansancio melancólico. Como si estuviera triste por algo, muy lejos. Ahora sé por qué ponía aquella cara de tristeza. Por mi inocencia trágica que iba a ser masacrada en poco tiempo.

Katie me dijo, años después: «Sí, me tengo que morder la lengua cuando oigo decir cosas así a los futuros padres. No hace falta imponer mi experiencia a su esperanza. Y existe la posibilidad de que vivan algo distinto. Una posibilidad muy pequeña».

Le agradezco que no me aguara la fiesta.

Me dijo otra cosa cuando le dije que casi no respondía a los correos electrónicos, por no hablar de conseguir escribir algo. «Ah», me dijo. «Ha empezado la negociación de acuerdos con el bebé».

Le pregunté a qué se refería.

«Bueno, poco después de que te des cuenta de que el bebé es una sanguijuela de tiempo y energía (duro pero cierto), intentas llegar a acuerdos con él. Dices:

—Vale, bebé, te entiendo. ¿Y si hacemos un trato? ¿Qué te parece si te doy el 80 % de mí misma y me quedo con un minúsculo 20 % para mí?

—¡ —responde el bebé—. Te quiero toda para mí.

—Vale, vale, seguro que podemos llegar a un acuerdo razonable —dices—. ¿Qué tal el 90/10?

—¡*No!* —dice el bebé—. ¡TE QUIERO TODA PARA MÍ!.

—¡Sé razonable! —le ruegas—. ¿Aceptarías el 95 %?

—No. —El bebé niega con la cabeza—. Te. Quiero. Toda. Para. Mí.

—Vale, vale —dices, agotada, derrotada—. Puedes tener el 100 % de mí.

El bebé sonríe.

—Y esa parte también —dice.

—¿Qué parte?

—La que te escondes a la espalda.

—¡Maldita sea! ¿Cómo la has detectado?

—Jajaja. No te creas que me puedes esconder algo.

Se lo das todo. Hasta la última parte de tu ser.

—Y ese trozo de ahí, dentro de la trampilla de tu alma.

—¡Pero si ni siquiera sabía que tuviera una trampilla en el alma! ¡No es justo!

—Tus reservas especiales. Lo quiero todo. Lo necesito todo. ¡No me lo puedes negar! SOY TU HIJO.

»Así que eso también lo entregas. Las partes de ti que ni siquiera sabías que existían. Te han timado. Estás acabada de verdad. Este niño te lo ha sacado todo. Es lo que pasa con los bebés. No hacen más que tomar, tomar y tomar».

Katie me cuenta todo esto con una risa irónica. Yo también me río. Pero pienso: «Mierda, mi vida se ha acabado».

Otra amiga íntima, Aimee, ya ha admitido la derrota con su hijo de un año. «Ríndete y ya está», me aconseja. «No luches. Es mucho más fácil cuando te rindes». Me parece escalofriante. Pero lo peor es que ni siquiera puedo contar a mis viejas amigas cómo me siento de verdad. Bromeo sobre el tema. Minimizo mis pensamientos y sentimientos, me meto en un agujero cada vez más profundo.

En Brighton, estoy en un grupo de WhatsApp de mujeres encantadoras de allí con las que hice el curso prenatal. Somos ocho en total, todas parecen salir adelante, y nadie ha mencionado estar triste o angustiada. Empezamos a quedar con una pareja en concreto, dos médicos llamados Alex y Simon que todavía son grandes amigos nuestros.

Conectamos en el ascensor yendo a la primera sesión del curso cuando los cuatro éramos los únicos que llegábamos tarde: espíritus afines al instante. Pero ahora veo que quiero impresionarlos, porque son amigos recientes, en lugar de contarles lo que me está costando hacer las cosas. Paralelamente, hay dos mujeres en mi edificio que tuvieron bebés el mismo mes que yo, pero parecen muy tranquilas y relajadas. (Ahora, a toro pasado, me habría gustado decir lo que pensaba porque estoy segura de que ellas tenían dificultades al menos con algunas cosas.)

«No existe el instinto de la crianza», afirma la neurocientífica y doctora Jodi Pawluski. «Tienes que averiguar cómo bañar al bebé y hacer todas esas cosas. Cualquier persona puede ser padre o madre, solo debes tener la motivación o el deseo de serlo. Creo que la cuestión es ser el cuidador principal. Los cambios cerebrales pueden darse igualmente, quizá de forma distinta debido a las hormonas, pero en la misma medida, en cuidadores principales que no son padres biológicos».

Tenía la sensación de que el cerebro estaba desapareciendo. No se me da bien no hacer nada. Por supuesto, no es que sea eso. Es cuidar de un bebé. Lo es todo. Es otra paradoja: todo y nada al mismo tiempo. La repetición mecánica de todo: cambiarle el pañal, darle el pecho, tranquilizarlo, cambiarle el pañal, darle el pecho, tranquilizarlo. Sentía que estaba perdiendo el control de mi vida, y no sabía cómo recuperarlo porque normalmente lo que haría sería escribir, pero estaba demasiado cansada y me daba miedo que mi texto no significara nada y que todo lo que escribiera parecía público de alguna manera. Estaba demasiado confusa incluso para empezar con una frase que pudiera ser el comienzo de algo que no pudiera acabar. No tenía ninguna forma de dejar que las palabras brotaran, y eso era lo que necesitaba.

En parte, abordaba la ansiedad convirtiéndome en una planificadora estratégica. Hacía comentarios en directo. Soltaba la lista de cosas que tenía que hacer en voz alta, como un autómata. «Ahora, vamos a salir», «Ahora, vamos a comer». Decía cosas así cuando estaba sola con el bebé, pero no me refería al bebé y a mí. El «nosotros» no era ese, sino yo y las personas que yo debía ser. La gente de la que me estaba distanciando.

En diciembre, caigo en la cuenta de que no he dormido más de cuatro horas seguidas durante más de un mes. La mayoría de las noches, el bebé se despierta más o menos cada hora. Es exasperante. Con el paso de los meses, el año avanza a lo profundo del invierno y cada vez estoy más oscura por dentro. Tengo que volver a trabajar. Y quiero hacerlo. Trabajo como escritora autónoma y no me ha resultado fácil. Pero las nuevas madres no tienen apoyo financiero ni holístico del estado ni el sistema, aparte de una pequeña cantidad que podría reclamar al trabajar por cuenta propia.

Ian también está agobiado, y agotado. Le preocupa que, como está tan cansado, pueda tomar malas decisiones como médico de cabecera. Me estoy convirtiendo en una persona que él no conoce; alguien que grita y chilla y envía mensajes de texto llenos de rencor. Al no contar con una familia extensa cerca, tenemos que seguir trabajando sin dormir y sintiendo que hacemos un trabajo de mierda. Cuando me comparo con otras personas y otras descripciones de la maternidad, mi orgullo nubla las cosas. Me siento una fracasada por no llevarlo bien. Hago cosas en el horno (cosa que antes no hacía). Publico fotos de felicidad. Hago el mejor baile ESTOY BIEN por toda la ciudad. Quiero parecer una persona capaz. Una mujer moderna. Una feminista de éxito que hace lo que quiere.

Lo más raro que he hecho en mi vida en una habitación de hotel

Feria del Libro de Londres, marzo de 2017. Era uno de mis primeros viajes fuera de la ciudad sin el bebé. Todavía le daba el pecho y tenía que sacarme leche cada cuatro horas como máximo. Cogí el tren hasta Londres para reunirme con mi editor estadounidense, un apuesto caballero de Nueva York de setenta y pico años que había sido editor de gente de la talla de Hemingway y Burroughs. Siempre quedábamos para comer por todo lo alto cuando estaba en la ciudad.

Fui a su hotel en Sloane Square y llegué veinte minutos antes para escaparme un momento al lavabo del vestíbulo y sacarme leche antes de reunirme con él en la entrada. Me daba pavor que me saliera leche de repente durante el almuerzo. Normalmente, íbamos a algún pequeño restaurante italiano *cool*, artístico y de tonos pastel. Pero cuando llegué al hotel, ya estaba allí, esperándome en el vestíbulo.

—Oh, ¡hola! —dije, sorprendida y hecha polvo.

—¡Emma! —Llevaba un sombrero *trilby* y un abrigo de *tweed*. Me encantaba este hombre. No quería ser una fracasada de la lactancia delante de él.

—Llegas pronto.

—Sí —dije, considerando las opciones de mentir que tenía. Quizá mi cerebro estaba demasiado cansado para inventarme algo porque me limité a contarle la verdad—. Nunca me imaginé que te diría esto —le dije, pero tengo que sacarme leche en el baño antes de almorzar.

No se inmutó.

—¡Usa mi habitación! —dijo—. ¡Insisto!

Me encantaba este hombre.

Pero también: ¡arrgh!

Era demasiado tarde para discutir, me estaba conduciendo hacia el ascensor. Me llevó a su habitación, que era sorprendentemente pequeña. Tenía una cama individual que casi me hizo llorar por su aspecto infantil y modesto. Me dijo que me pusiera cómoda y que esperaría al final del pasillo.

No fui capaz de sentarme en la cama, así que me senté en la silla del escritorio. Cogí el sacaleches y me lo conecté. Me puse la copa en el seno y coloqué el biberón fresco en el otro extremo del tubo. Lo encendí. *Guiii escuoc guiii escuoc guiii escuoc*. Empezó a vaciarme el pecho. Yo observaba cómo la leche brotaba del pezón, satisfactoriamente, con chorros de color blanco amarillento.

Me vagaban los ojos. Miré todas las cosas de mi editor. Los detalles minuciosos de su viaje. Su neceser. Sus camisas colgadas. Una bolsa de tela colocada en el sillón junto a la ventana. Tiene vistas a los árboles.

Pienso: Esto es tan normal que es encantador.

Pienso: Esto es la cosa más anormal del mundo.

Pienso: Esta es la representación simbólica más perfecta de quién soy ahora y de cómo todas las áreas de mi vida y mi pasado se están uniendo.

Pienso: Esto es ridículo, ¡mierda!

Pienso: Me tomaré una copa de vino si mi editor se toma una.

Pienso: Me la tomaré igualmente. Quizá caigan dos.

Pienso: ¿De qué demonios voy a hablar con él? Ya no sé de cosas literarias y tengo el cerebro hecho picadillo.

Pienso: Esto sobrepasa el derecho contractual.

Pienso: ¿Tendrá peor opinión de mí ahora?

Pienso: Nunca me había parecido un hombre que usara el desodorante Sure Cotton Fresh.

Pero ¿quién soy ahora? No tengo ni idea.

Mi antigua yo salvaje

«Está loco», le digo a Ian. «Solo quiere estar despierto toda la noche. Es como un lunático nocturno». Me refiero al bebé. Ian me mira. Porque yo, ante todo en la vida, soy una hedonista. He perseguido el placer por toda la ciudad. Soy experta en resacas. Siempre se piensa que las chicas fiesteras serán buenas acostándose tarde y pasando el día sin dormir. Pero no. Ninguna juerga alegre ni bajón implacable me podría haber preparado para esto. «Será más fácil», la gente me dice sin parar. ¿*Cuándo?* Me pregunto en silencio. Ahora, me doy cuenta de que se referían a años, no a semanas. Porque no se vuelve más fácil con el paso de los meses. A los cuatro meses, todavía se despierta varias veces durante la noche. «Duerme cuando duerma el bebé», dicen. Pero ¿cuándo se supone que ordeno, me preparo para la siguiente salida, me lavo, llamo a mi madre? Antes, me encantaba dormir. «Duerme como un lirón» decía mi padre sobre mí. «Se duerme hasta de pie».

Pero el cansancio está haciendo estragos en mí. Hablo bruscamente a Ian todo el rato. Lo odio porque él sale ileso de todo esto, o así lo veo yo. Su cuerpo no está herido. Su cerebro no está comido por las hormonas. Pero su TOC está volviendo poco a poco. tiene un toque de Tourette, grita palabras al azar mientras anda por el piso. Lo oigo y lo odio por traer más locura. No tengo espacio ni compasión por él. Nuestro amor se está rompiendo.

Quiero ser capaz de hacerlo todo. Quiero ser realmente buena en todo. Quiero hacer esto bien. Pero abarco más de la cuenta. Y luego está la administración. Por Dios santo. La administración. Soy yo la que hace todo el papeleo para pedir horas. Soy la que lleva el diario. La que cuenta los pañales y las comidas. Es mi nombre el que aparece en las notas de maternidad. Es mi número el que tiene la auxiliar sanitaria. Ian me envía un mensaje de texto para comprobar cuándo son las citas. Soy como la persona que dirige este espectáculo y el delegado. Yo soy la que dirige, y, él, el personal.

Porque no es solo la falta de sueño; es la ansiedad, el hecho de cuidar constantemente a otra persona. La ansiedad conduce a una sensación de desastre constante. Es como si siempre estuviera esperando que fuera a pasar algo. Estoy en un estado de catástrofe inminente: el pollito Licken, esperando que se caiga el cielo. Mantener al bebé con vida es una ansiedad increíble. Tengo una pesadilla especialmente intensa en la que se muere por congelación. En el sueño, estoy con una amiga en una cabaña remota en los lagos a donde iba antes para escribir. Nos lo estamos pasando tan bien en la cabaña que dejo el carrito de bebé fuera delante de la puerta, en la nieve. El bebé se congela. Me despierto horrorizada, sudando, gritando. Es

igual de malo que los sueños que tenía durante el embarazo en los que estaba en una fiesta y esnifaba una raya
enorme de coca y alguien gritaba «¡EH, NO, QUE ESTÁS
EMBARAZADA! Y yo me miraba el estómago enorme
y... ¡ohhhhh, Dios!

También tengo pesadillas diurnas. Son fantasías malva-
das mientras estoy despierta. Pienso en soltar el carrito de
bebé en los semáforos, y dejar que ruede hasta el tráfico
que se acerca. Me odio por estos pensamientos, por supuesto, pero no puedo evitarlos. De alguna forma, me tor-
turo con lo que más me aterra, lo peor que puedo imaginar,
algo para lo que todo mi cuerpo está continuamente preparado: la muerte del bebé, pero también, a veces, de noche,
cuando no duerme y no se queda en silencio y me duele la
espalda y la cabeza y no paro de mecerlo más y más, es mi
deseo más oscuro y efímero.

En medio de todo esto, Ian y yo todavía intentamos
desesperadamente ser normales: ser la pareja que éramos;
la gente que éramos. También estamos intentando descubrir quiénes somos ahora, unir a las personas que éramos
antes de convertirnos en padres y a las que somos como
padres.

Entonces, llega una serie rápida de primeras veces.

Sexo

Antes de esta noche fatídica, han pasado tres meses. No es
que sea un enorme período de castidad según los estándares

modernos, pero sí es un período largo de abstinencia para mi pareja y para mí. ¿Las cosas serán igual entre nosotros? ¿Puede coexistir la pasión con el agotamiento? ¿Puede coexistir la pasión con haber visto a alguien hacerse caca encima en una cama de hospital?

Todas estas preguntas han estado rondando por aquí, aunque nosotros no nos hayamos estado liando, por decirlo de alguna manera. Sí que tuvimos relaciones sexuales durante el embarazo —posiblemente a menudo en parte por mi necesidad de demostrar que yo era la misma persona, que el embarazo no me iba a cambiar—. Era bueno sentir que mi cuerpo operaba como *mi* cuerpo, a pesar de la barriga. El sexo durante el embarazo también me parecía ligeramente rebelde, y era mejor por ese motivo. Es lo más cerca que he estado a una orgía. Aunque Ian y yo parecíamos habernos convertido en personas que no tenían la mínima idea de anatomía humana. ¿El pene golpeará la cabeza del bebé? ¿Le dará en el ojo? ¿Debemos esperar hasta que pensemos que está durmiendo? ¿Debemos estar en silencio? Evidentemente, lo buscamos en Google. «El bebé no tendrá ni idea de lo que pasa» decía uno de los sitios web de forma inquietante.

Tras el nacimiento del bebé, tenía la impresión de que la vagina era un puré de hígado. Me la palpé en el lavabo, horrorizada, intrigada por el gran cambio que se había producido en mí. Sabía que tenía que darle tiempo para recuperarse, meses y meses, pero no me había atrevido a inspeccionarla. Había comprobado que aún podía tener un orgasmo. Me masturbé, con cuidado, tres días después del parto porque me aterraba que me hubieran cosido mal y yo no pudiera llegar a tener un orgasmo nunca más. El clítoris todavía me funcionaba, lo que era una noticia fantástica, pero ¿cómo sería la penetración? Y, ¿por qué hablaba yo como el libro de texto de biología del instituto? De todas formas, el sexo estaba fuera del menú las primeras semanas. Mis desgarros y labios raspados significaban que no me podía sentar, y hacer pis era como montar en una cuchilla de afeitar. Los médicos se pasaron para comentar el uso de anticonceptivos en el hospital unas horas después del parto. ¡Qué bueno! Me encanta que el servicio de salud tenga sentido del humor.

Así que hoy es la noche. Me he cambiado las braguitas y todo. Pero ¡un momento! Tal vez haya olvidado cómo iniciar el sexo. El sexo sobrio, desde luego que sí. ¿Vuelvo a confiar lo suficiente en mi cuerpo para rendirme al sexo y dejar que sienta cómo va avanzando? Mi cuerpo me traicionó durante el parto. En su libro *Los argonautas* (publicado en España por Tres Puntos Ediciones) en el que describe el nacimiento de su hijo, Maggie Nelson escribe: «Me gustan las experiencias físicas que implican rendición. Sin embargo, no sabía mucho sobre las experiencias que la exigen». Mi cuerpo y yo estamos en el proceso de volvernos a reencontrar. Mi pareja y su pene son los mismos de siempre.

Además, tengo un nuevo pene en mi vida. He hecho crecer uno dentro de mi cuerpo femenino. La envidia del pene ha terminado. Ahora, tengo un pene diminuto que limpiar varias veces al día. He estado cerca de muchos penes en mi vida, pero rara vez en un contexto de limpieza. Presenta muchos retos. Por ejemplo, ¿cómo se limpia un escroto? Tiene hoyitos. Un cepillo de dientes parecería una buena opción. Uno suave, para dientes sensibles. Las toallitas húmedas no siempre dan la talla con esa caca de recién nacido que se parece mucho a la mostaza.

Y hay otras cosas que antes eran sexuales y que ahora son funcionales y están relacionadas con el bebé. Mis pechos no son una zona erógena ahora mismo. No me apetece que me los toquen precisamente. Los pezones se acaban de recuperar de la mastitis y la candidiasis. Además, gotean. A menudo me despierto con una mancha húmeda... de leche materna. Tengo que llevar protectores de lactancia en el sujetador. A veces, los protectores se me suben y se me salen, coquetamente, en las tiendas. Dicho esto, estoy encantada porque el bebé ahora mama bien. No duerme bien, así que es bueno tener algo. Me gusta el hecho complejo y satisfactorio de que mi cuerpo mantenga a su cuerpo, pese a que ahora ya no esté dentro de mí —y esta dependencia me niega mi libertad—. En las primeras semanas, nada tranquilizaba al bebé salvo darle el pecho, y era un alivio saber que había algo que siempre funcionaba. A pesar de que empecé a acusarme a mí misma de «sacar las tetas para solucionar el problema», y sé que todavía lo sigo haciendo. Mi amiga Rachel dice que esta es mi metáfora vital ahora. Realmente, el punto más bajo de mi feminismo, amigos.

Por otra parte, no he pensado a fondo en nuestros métodos anticonceptivos. La mayoría de las veces, las mujeres se encargan de este tema en las relaciones a largo plazo y después de tener un niño. Esto me molesta y discuto a menudo con Ian sobre esta cuestión. Es como los asuntos domésticos. Es como gestionar la cocina, pero en tu propio cuerpo. ¿Por qué deberíamos hacerlo? Sin embargo, caemos. Ian, que es médico, dice que la píldora masculina no funcionó porque «no se puede confiar en que los hombres se acuerden de tomársela». ¡Mierda! Tienen que ser de fiar. Tienen que compartir esta carga. Todos tenemos que compartirla. Sin embargo, soy yo la que vuelve a tomar la píldora y la que piensa si ponerse un DIU.

Volviendo al tema del sexo. Estamos desnudos. El bebé está dormido. Las luces están apagadas. Pero ¡un momento! Las viejas preocupaciones del embarazo vuelven a perseguirnos. ¿Es discutible desde el punto de vista ético tener relaciones sexuales si el bebé está a menos de un metro de distancia? ¿Lo sabrá? A veces pienso que es una esponja en curso y, otras, que es igual de inteligente que un perro listo. ¿Un perro así comprende el sexo? ¿Le importaría? No me atrevo a buscar esto en Google. Mi historial de búsquedas ya es bastante incriminatorio. Y ni me planteo ponerlo en la maldita Mumsnet.

«En los viejos tiempos, toda la familia vivía y dormía en una habitación», susurra Ian, como si eso fuera reconfortante. ¡Soy una mujer moderna! O lo era, antes de todo esto.

El bebé ronca. Vamos a por ello.

Lo noto… distinto. Sobre todo, porque no tengo músculos en el suelo pélvico. Intento ejercitarlos todos los días mientras hago otras tareas aburridas como preparar una taza de té. He puesto notas Post-it por toda la casa para acordarme y tengo que quitarlas cuando viene alguien para que no piensen que soy una pervertida. Pero ahora mismo el sexo parece algo adormecido y lento, no algo firme y untuoso.

«¿Lo notas diferente?», pregunto a Ian. Me odio a mí misma por preguntárselo, por sucumbir a los temores, pero lo quiero saber.

«¡No!», dice. Es la respuesta correcta. Es el hombre correcto.

Es sexo rápido. Igual que las comidas ahora, como todo salvo los días sola con el bebé, que son lentos y largos. Es como el sexo que tenía cuando estaba borracha y no quería a la persona (torpe, emocionalmente distante), salvo que todo está iluminado con una claridad sobria y abrumadora. No nos conecta. Parece un poco trágico. Empiezo a llorar. Oh, Dios, llorar mientras practicamos sexo, esto no va bien. Es una primera vez.

«¿Estás bien?», dice Ian.

«Sí», contesto, «serán las hormonas».

Y quién sabe, puede que lo sean. Quién sabe.

También podría ser que me siento lejos del hombre al que quería. O que cuando estábamos intentando que me quedara embarazada, intentamos no esforzarnos demasiado. Queríamos que el sexo no fuera solamente para procrear; queríamos conservar una parte de nosotros solo para nosotros.

En mitad de la noche, me levanto para dar el pecho al bebé y me doy cuenta, mientras voy hacia la silla en la que le doy de mamar, que podría haber una mancha de humedad no relacionada con la lactancia en camino. Me siento en una camiseta sucia de AC/DC. Esto me da una cantidad indecente de satisfacción. ¿Quién dice que mis días de rock and roll han pasado a la historia?

Cigarros

Tres meses después de ser madre, me fumo el primer cigarro en once meses. Qué delicia. No voy a empezar a fumar de nuevo. Al menos, no regularmente. (Me voy a convertir en una de esas personas que está al acecho para pedir cigarros después de haber tomado unas copas y que nunca compra ni un paquete. Es hora de vengarse.) Pero este es como un palito celestial. Echo la culpa a *Antes del amanecer*, que hemos visto después de cenar. La indescriptible lozanía de Julie Delpy y Ethan Hawke mientras dan vueltas por Vienna manteniendo conversaciones sinceras sobre la vida. ¿Sabes cuánta gente fuma en esa película? Mucha. Mientras la veía, sentí que me subía el deseo de fumar por la garganta. Soy así de impresionable. Menos mal que no vimos *El lobo de Wall Street*.

Aguanto hasta tres cuartas partes de la película y, entonces, me giro y le digo a Ian: «¿Te importa si me fumo un cigarro?». No porque necesite su permiso (o quizá sí; al fin y al cabo, el bebé es algo compartido) sino por todo lo que conlleva fumar. No estoy segura de dónde acaba mi cuerpo y dónde empieza el del bebé todavía. Qué parte de mí poseo.

Qué es educado, respetuoso, amable, maternal. Qué está permitido. Espero que Ian y yo podamos navegar estos extraños mares nuevos juntos. Pero también sé que mi mirada dice «Me voy a fumar ese cigarro y punto».

«Ese» cigarro es precisamente el que está en una caja en un estante del cuarto de invitados. Lleva allí desde el día que supe que estaba embarazada. Antes de aquel día, fumaba cinco o seis cigarros al día; y más si salía de marcha una noche. No juzgo a las mujeres que fuman durante el embarazo. Yo no lo hice. Sí que me apeteció un cigarro durante los últimos meses y me resistí, pero quería fumarme uno ahora que el bebé ya está aquí. Camino más despacio cuando hay fumadores en la calle, acercándome deliberadamente con el carrito hasta ellos. Dejo que las entrañas de sus exhalaciones me lleguen al fondo de la garganta. Me las trago con sumo placer.

Mientras veía *Antes del amanecer*, tenía celos de su viaje en tren, su libertad, su romance.

La idea de montarme en un tren en cualquier sitio con el bebé me pone de los nervios. ¿Y si se pone a llorar sin parar? ¿Y si se caga por todas partes? Siempre pensé que sería una madre intrépida, pero desde que nació el niño, en algún momento, he pasado a ser una miedica y es como si tuviera que volver a armarme de valor. Quizá fumar sea un buen punto de partida. Siempre me he sentido bien al fumar. Me gustan los cigarros en la misma medida que me gusta el alcohol. Me conectan con la adolescente dura de mi interior. La chica que pensaba que podía hacer cualquier cosa, y a menudo la hacía. El cigarro del paquete del cuarto de invitados es un mentolado, como los que fumaba de adolescente, en las boleras y en el piso de arriba de los autobuses. Entonces eran mentolados Consulate. Ahora son Marlboro Ice Blast. Lo saco del paquete y lo huelo. Tiene un olor fuerte. Da dolor de cabeza. Pienso en cómo me sentará, en si es mala idea.

Hay un mechero en el alféizar de la ventana que he estado usando para las velas aromáticas. Lo cojo. Me pongo el abrigo, salgo al balcón, me acurruco en el banco y enciendo el cigarro. La primera calada me hace tirar la cabeza hacia atrás y cierro los ojos, como si fuera una muñeca. Exhalo y me acuerdo de que en el instituto me acusaban de «no tragar el humo». Era una metedura de pata espantosa, peor que no tener la regla aún. El abusón de la clase una vez se rio de mi forma de coger el cigarro (con los dedos rectos en vez de doblados «como una cutre de mierda»). Todavía los cojo así. Soy una increíble cutre de mierda. Pero es que resulta que creo que parece más elegante. Me fumo el resto del cigarro deprisa y de forma compulsiva; es igual que comer algo delicioso, es un placer consumirlo a una velocidad vertiginosa. Lanzo una mirada al bebé, que está en el salón junto a Ian. No es para tanto... ¿o sí? Ahora mismo, es tan difícil saber lo que es importante y lo que no.

El cigarro sabe más dulce, estoy segura, después de tantos meses de que me digan lo que tengo que hacer. Creo que después del embarazo y el parto llegas a un punto en el que piensas: *Voy a hacer algo para mí*. Como una pedicura. O un cigarro. También he pensado mucho en cómo hacer que mi antiguo yo y mi nuevo yo estén alineados. En qué punto se unen. Pese a que lo he decidido yo, sigue siendo algo que me sobrepasa. Las áreas grises y nebulosas de mi identidad se mezclan y combinan, como una nube de humo a mi alrededor.

Drogas

Por esos días, me llega un mensaje de texto de grupo de un traficante que evidentemente conserva mi número de hace unos años y me ofrece «Potencia para el fin de semana, si lo necesitas, oferta especial, aquí. Saludos, w wine». Qué bueno. Nunca he necesitado tanta potencia como ahora. Ya que estamos, también me iría de fábula algo de energía, amigo. Por desgracia, es un eufemismo.

Envío a mi amiga Sally un mensaje de texto para que se ría: «Tener un bebé es peor para tu cuerpo que la cocaína». Y lo digo más o menos en serio.

Otros restos de mi antiguo yo incluyen una pastilla de éxtasis de mi amiga Maggie que me regaló en Navidad justo antes de yo supiera que estaba embarazada. Está en el cuarto de invitados, en una caja de anillos, en lo alto de un estante, entre libros. Lo más tentador es que Maggie me dijo que era la mejor pastilla que había tomado en su vida, tan buena como las de los años noventa y que por eso había comprado una extra para mí. Me guiña el ojo a través de la pared. Abro la caja periódicamente y la miro. Sé que es tremendamente inapropiado guardar esto en casa al ser madre, pero no la puedo tirar. No es que vaya a hacer nada con ella, por supuesto. Dios, me tomé el doble de vitamina posparto sin querer y me asusté por si había dado demasiada vitamina A al bebé a través de la leche materna.

Alcohol

Pienso mucho en el consejo que me dio mi tía en Navidad cuando nos estábamos quejando de que el bebé dormía fatal: «Dale *brandy*».

Me emborracho por primera vez cuando mi amiga Maria viene a pasar la noche. Me encanta la bebida. Es mi droga preferida. De hecho, mi amiga Rachel dedujo que yo me había quedado embarazada porque no había publicado ninguna foto mía bebiendo en Instagram durante una semana. El alcohol es uno de mis grandes placeres. Ahora mi relación con la bebida ha tenido que cambiar durante un tiempo porque alguien me necesita, y yo no necesito la bebida. Estoy intentando averiguar qué efecto podría tener esto sobre mi vida social. Qué partes de mi identidad sobrevivirán a esta nueva fase de la vida y qué partes tendré que dejar atrás. No quiero ser la misma persona para siempre. Parte de la definición de un ser vivo es crecer, avanzar, cambiar. He lanzado el guante. Estoy esperando a ver qué aparece después de la maternidad.

A las seis semanas, cenamos con nuestros amigos del curso prenatal Alex y Simon y, después, fuimos a su casa para tomar una última copa. Son geniales. Una compañía cálida para una noche de invierno, y la última copa se convierte en bastantes *whiskies*. Es maravilloso. Ni siquiera me importa estar ligeramente confusa al día siguiente. Me siento, bueno, como yo. Mi viejo y mi nuevo yo pueden coexistir. ¡Hurra!

Sin embargo, la resaca con Maria no va tan bien. He bebido muchas noches con ella, somos amigas desde hace casi veinte años, así que hay una vieja emoción pavloviana cuando nos vemos. Una expectativa. Ian dice que él cuidará al bebé, y ya no doy el pecho (ya le damos biberón), así que Maria y yo nos pulimos varias botellas de vino y empezamos con los licores. A nivel subconsciente, estoy en una misión demente para demostrar que sigo siendo la misma persona, que no soy una perdedora insignificante.

Le digo a Ian que nos haga una foto mientras bebemos unas copas de champán y la publico en Instagram. ¡Todavía soy divertida! ¡Y salvaje! ¡Mirad!

Después, Maria y yo nos sentamos en el viejo banco de madera del balcón. Vemos la boya de la luz roja moviéndose en el mar. Miro a lo lejos, como siempre, para ver si atisbo luces de barcos o pequeñas barcas de pesca en el horizonte.

—¿Cómo te encuentras? —me pregunta.

Maria tiene un hijo adolescente. Lo tuvo cuando ella misma era adolescente y tuvo que huir a un refugio porque su padre la maltrataba. Siento que yo no tengo problemas. ¿De qué carajo me quejo? Miro el mar.

—Estoy bien —digo, sonriendo—. Solo es que... a veces limita un poco.

—La maternidad es un desastre natural —suelta Maria—. Te rompe el cuerpo.

La miro. Se ríe con fuerza, como los piratas.

Vuelvo a mirar el mar.

—Cuidado quienes entren en este lugar.

—Y tanto.

No tengo que levantarme por la noche, pero cuando Ian se va a trabajar a la mañana siguiente, me doy cuenta de mi error. Mantengo la compostura mientras juego con el bebé y lo acuesto para su siesta de la mañana y, después, voy corriendo al lavabo. Me ha aparecido un calcetín perdido en la bata y se ha caído al váter con mi pis mientras estoy allí, pendiente de vomitar. De repente, aparece el calcetín y me quedo aterrorizada y tardo unos segundos que se me hacen larguísimos en entender qué es y de dónde viene. El susto me empeora el dolor de cabeza. Pienso: «Esto es mucho peor que tener un trabajo porque no puedo llamar a nadie para decirle que no puedo hacerlo».

Intento recoger la casa, pero me doy cuenta de que no puedo sacar la bolsa de botellas vacías al contenedor de reciclaje porque los vecinos saben que acabo de tener un bebé. ¿Por qué lo anuncié a los cuatro vientos? Me regaño a mí misma por mi falta de previsión. Por esa misma razón, no puedo abrir la persiana de la cocina hasta que el lavavajillas haya acabado y se haya recargado porque hay toda clase de vasos en la encimera esperando que los laven: de chupito, de vino, incluso uno de *brandy* en el que bebí *whisky* porque consideré que «el cristal fino hace que sepa mejor». Menuda experta. Solo el cartero, que me ha visto en varios estados de caos y emoción los últimos diez meses, no se inmuta. Por eso lo quiero.

Caigo en la cuenta de que hay que cortar las uñas al bebé y me alarmo. Es imposible que yo esté a la altura de esta proeza de la neurocirugía. No confiaría en mí misma ni para cortar mis propias uñas hoy.

Vomito en la ducha, lo que parece práctico desde el punto de vista higiénico. Hay una lógica preciosa aquí. Siento como si estuviera lavándome la vergüenza. No sé cómo carajo voy a cambiar un pañal. Quiero que alguien me lo cambie a mí. La típica Madre Tierra.

Maria, que ha vomitado seis veces en el váter, aparece y me acusa de ser una «mala influencia». No va a ninguna de las reuniones que tiene ese día. ¡Es como en los viejos tiempos! Excepto que...

Una de las otras madres del curso prenatal envía un WhatsApp al grupo para decir que va a dar un paseo de dos horas. Muchas se apuntan. Yo, no, por miedo a apestar a alcohol y por si tuviera que vomitar detrás de una papelera. Mi bebé no va a tener tanto aire fresco como los otros bebés del curso hoy. Soy despreciable.

Maria se vuelve a acostar. Cabrona. Tengo diarrea. Llevo al bebé en la hamaca al lavabo y lo pongo en la otra punta mientras hago una caca horrible. Aparece la hemorroide. Esto parece una expiación.

Ahora me acuerdo de que me fumé tres cigarros (¡buf!), y ese recuerdo es lo peor. Vuelvo a llenar el lavavajillas, subo la persiana y dejo las pastillas del lavaplatos Ecover fuera para que se vean bien en el alféizar de la ventana y demostrar así que soy una persona responsable.

Estoy tan cansada. Como si hubiéramos estado de juerga hasta las cuatro de la mañana. Parece que ya estábamos acostadas a las once de la noche.

Me como todo el paquete de Choco Leibniz. Las galletas me hacen sentir tan bien que quiero escribir a la gente que lo fabrica para agradecérselo personalmente. Cuando me llegan al estómago, vuelvo a tener náuseas.

Como no encuentro ningún otro calcetín, me pongo el que se cayó al váter. Se seca al mediodía.

Pienso en lo preocupada que estaba por cómo me cambiaría el hecho de tener un bebé. Ahora me preocupa que no me haya cambiado. Aunque en el espejo sí que tengo más bien aspecto de perdedora insignificante. No sé si habré logrado más de lo que creo.

Después de esta mañana espantosa, me pregunto hasta qué punto la chica fiestera que hay en mí lucha contra esta nueva situación. Sé que me daba miedo y me sentía inadecuada, y mi adolescente interior se estaba defendiendo con los puños. Reconozco que la maternidad es un punto de inflexión importante para el que no estoy preparada. ¿Toda mujer, todo el que cría a un hijo, se da cuenta de eso?

Rock and roll

Pruebo a participar en un grupo de bebés llamado Baby Sensory que tiene un *rock and roll* especial. ¡Genial! Me apunto como si fuera una estudiante de primer curso súper motivada y acabo cantando *Hello to the sun and the corn* mientras las bolas giran en una tela tensa de gasa de color neón. La verdad, he vivido mañanas de jueves más raras que esa, pero entonces aún tenía el subidón. Máquinas de hacer pompas de jabón, globos, proyecciones de luces, cojines, maracas, confeti... Sería el entorno perfecto para el LSD. Si los bebés no estuvieran allí.

Baby Sensory es la primera clase para madres y bebés a la que he llevado a mi hijo. No siempre hay *rock and roll*. Ese es el tema de esta semana. La semana que viene toca superhéroes. He tenido suerte. Voy con otra de las madres del curso prenatal, Lisa, que me dice por el camino que las dos últimas veces su hijo se pasó una clase gritando y, la otra, durmiendo.

No sé lo que hará mi hijo. Le gusta salir, le gusta ver gente, pero los bebés son tan impredecibles. No me siento preparada.

Miro las bolsas que tengo colgadas en el carrito, parece el juego de equilibrio Buckaroo. Bolsa de pañales. Muselina. Muselina extra. (Está atravesando una etapa de vómito.) Muda —*mierda*—. Sabía que se me olvidaba algo. Miro al bebé vestido con su nuevo traje para la nieve de M&S. *No te hagas caca*, le ruego con la mente. O como mínimo no una de esas cacas que bajan por toda la pierna. No sé quién de los dos está más limpio la mayoría de los días. En la consulta del osteópata craneal, llevé vómito de bebé en el pelo del día anterior. Había intentado lavármelo varias veces, pero al final no había podido. Me di cuenta de que era un cliché perfecto: madre primeriza con vómito en el pelo. Ya ni siquiera soy repugnante de una forma original.

Baby Sensory se lleva a cabo en una sala parroquial. Hay un círculo de colchonetas y varias madres de rodillas poniendo a los bebés en posición en el suelo. Huelo los pantalones del bebé. No hay peligro de momento, excelente, y lo estiro. Él mira a los bebés y después se mira las manos. Las ha descubierto hace poco y pasa gran parte del día moviéndolas delante de la cara, asombrado y observándolas como Kate Bush. Otro bebé ya está gritando a más no poder. La madre va paseando por el perímetro de la sala, tranquilizándolo. Todo el mundo le lanza miradas de apoyo. Ya está, ya está, pero madre del amor hermoso, pensamos todas. Ya está, ya está, pero madre del amor hermoso, joder.

La señora que da la clase se llama Aggie. «¡A los bebés les encanta la música!», dice. «¡Vivir sin música no es vivir!». Me cae bien. lleva como mínimo seis estampados distintos. Le importa un comino. Yo llevo unos pantalones brillantes, negros y de purpurina. A la mujer que tengo al lado le gustan. Le doy las gracias. Después de una incursión en la rara y floreciente moda para mamás, vuelvo a expresarme a través de la ropa, sobre todo porque normalmente estoy demasiado cansada para hablar.

Cantamos la canción *Hello*. No me la sé, pero es tan fácil que enseguida me apunto al carro. *Hello sun, hello moon, hello corn.* Hay signos para acompañar a las palabras. Mi bebé está encantado. Me emociono al pensar que está aprendiendo lengua de signos. Lloro por la mayoría de las cosas en este momento. Se me cae la lagrimilla con los anuncios de los bancos. Y eso que odio a los bancos.

Entonces, llegamos al *rock and roll.* Mecemos a los bebés de un lado al otro, cantando *There were ten in the bed and the little one said, roll over, roll over!* Hacía tiempo que no oía esta canción. ¡Qué nostalgia! Me digo a mí misma que ni hablar de llorar. Llorar no es *rock and roll.* Alguien tiene que decírselo al bebé de la otra mujer. Todavía está berreando. Ella le da el pecho, inútilmente, mientras él le agarra el pelo. Le pregunto si quiere leche de fórmula. Tengo en la bolsa. Dice que no. Lo único que quiere es que el bebé se calle de una puñetera vez. Todas estamos con ella. Solidaridad contra los bebés, a veces.

Sacamos las maracas y varios instrumentos caseros hechos con judías de colores dentro de botellas de agua de plástico. Cada madre tiene dos. Animamos a los bebés a que los cojan. Mi hijo agarra uno con cada mano y se vuelve loco. A algunos de los otros bebés no les gustan nada y se ponen a llorar. A decir verdad, yo haría lo mismo. Es una cacofonía horrorosa.

La actividad final consiste en sentarnos haciendo un círculo y mantener tensa una capa de tela azul brillante y agujereada entre todas. Tenemos que hacer rodar unas pelotas de color rosa fuerte y gritar «¡HURRA!» cada vez que se caiga una pelota por un agujero mientras suena *Rock Around the Clock.* Esa canción me recuerda a mi padre. Entonces, me pongo a llorar de verdad.

La maternidad parece una aventura psicodélica y siempre he preferido las drogas rápidas porque no me gusta la fragmentación. No estoy dispuesta a quedar desquiciada. Quiero que las cosas (personas, drogas, canciones, libros) digan: «Aquí lo tienes. Stop. Ya está».

Ya no sé dónde acabo ni dónde empiezo.

Nota

Durante un segundo pienso: «¿Lo ha matado Ian?»

Durante un segundo pienso que es la peor cosa.

Durante un segundo pienso: «Oh, pero el silencio es maravilloso».

Durante un segundo pienso: «¿Podríamos dejar pasar dos horas antes de llamar a los servicios de emergencia, solo para dormir un poco?»

Durante un segundo pienso que soy una persona horrible y una madre despreciable.

Un gemido. Gracias a Dios. Oh, Dios.

Mi corazón se hunde y da saltos, se hunde y da saltos.

La chispa

Normalmente, no odio a ningún personaje de los programas infantiles de la tele, pero, Dios mío, odiaba a Upsy Daisy con todo mi corazón. Estaba enfadada con ella porque tenía una cama con ruedas y se podía acostar sola siempre que quisiera. Dormir sola en un campo lleno de flores. Imagínate qué felicidad. Menuda bruja. *El jardín de los sueños* es una tortura para las madres primerizas precisamente por esta razón. Es una burla.

Realmente, pensaba que solo era cansancio. Un cansancio extremo, sin precedentes, que me destruía el alma. Pero cuando el año nuevo dio paso a la primavera, lo que yo sentía se convirtió en algo más que cansancio. Se calcificó en algo más profundo, más oscuro, más peligroso. Mientras el mundo tenía cada vez más luz, mi mente era cada vez más tenebrosa.

Es difícil saber cuándo cayeron las primeras gotas reales de la depresión, esas partículas húmedas en la acera; los avisos sutiles del diluvio que se avecinaba. ¿Cuándo fue? ¿Qué fue? ¿Fue cuando empecé a estar irritada con Ian prácticamente en todo momento y no me acordaba ni de por qué estábamos juntos? ¿O fue cuando me sentí tan fuera de control por el dolor en el pezón que empecé a dar gritos en silencio mientras daba el pecho al bebé? ¿O fue cuando empecé a tener miedo de acostarme en vez de tener ganas de hacerlo porque ya me temía que sería despertada y torturada sin parar, además de ser incapaz de estar cómoda por el dolor de cadera? ¿Fue cuando no había alivio ni tregua en ningún sitio? No existía ningún lugar seguro al que correr. No había posibilidad de correr, aunque existiera. ¿Fue cuando empecé a sentir que mi carrera profesional se había acabado y que nunca la recuperaría? ¿O cuando sentí que había perdido la intimidad con todos mis viejos amigos y estaba a millones de kilómetros de distancia de mi familia? ¿O fue cuando sentía (casi a diario) que me había levantado en la vida de otra persona? ¿Cuándo empecé a escribir frases y mensajes raros como si ya no estuviera en mi mente y en mi cuerpo?

Fueron todas esas cosas, y más. Fueron mil factores diminutos que se levantaron más y más, crecieron sin parar y formaron una masa. Era una nube que me iba a tragar.

Recuerdo que una tarde acabé de rodillas y con las manos en el suelo de la cocina, llorando. No tengo ni idea de cómo llegué allí. Había dejado al bebé durmiendo y supongo que fui a prepararme alguna bebida caliente, quizá, y lo siguiente que recuerdo es que estaba llorando en el suelo. Era como cuando uno está tan bebido que se desmaya y vuelve en sí en un taxi o en una fiesta. Pero yo nunca me había emborrachado de esa forma. Yo siempre me acordaba de todo. Cuando la gente quería reconstruir lo que había pasado durante la noche, me llamaban. Yo recordaba cada transición, cada punto de la trama. Mi memoria daba pena en muchos sentidos (suelo olvidar películas que he visto o libros enteros que he leído) pero me acordaba de cómo y cuándo había ido físicamente del punto A al B, siempre.

Pero ya no, por lo visto.

Ian me encontró.

—¿Qué haces? —dijo—. ¿Qué pasa?

Miré el suelo. Daba asco, como el resto del piso. Me levanté. No sé por qué no me acerqué a él para darle un abrazo ni por qué él no se acercó a mí. Los dos estábamos desorientados por toda la situación, creo. Probablemente le eché la culpa al estado de la cocina, que era una manera infalible de empezar una discusión.

—No hay nada que vaya bien, ¿verdad? —dijo Ian—, como decía siempre.

No, no iba bien.

No había nada que fuera bien porque todo era una mierda, y estaba oscuro y desolado y no tenía sentido.

—Por favor, por favor, busca ayuda —dijo Ian.

—¡No necesito ese tipo de ayuda! —rugí—. Necesito a alguien que limpie y ordene y me cuide a MÍ.

—Esa persona no existe —contestó Ian.

Y venga a darle vueltas a lo mismo.

Hay una analogía bastante cansina en la que se compara un libro y un bebé. La concepción. La gestación. El parto. Y así sucesivamente. No puedo evitar pensar que la analogía es pertinente sobre todo en el contexto de mantener algo con vida. Esta cosa morirá si no la cuidas. Es cierto en el caso de los bebés. Y también de los libros. Para mí, era una cuestión de absorción. Escribir ficción requiere un nivel de absorción que no se podía comparar con nada, salvo quizá la tristeza o la lujuria del principio del amor. Yo no pensaba en otra cosa que no fuera mi hijo. Sabía que la maternidad implicaría sacrificios (por supuesto), pero no tenía ni idea de cuántos ni de lo enormes que serían. Mi cabeza era un hervidero. No podía pensar y, para mí, pensar es el 90 % de escribir. Me sentía como si hubiera hecho un intercambio. No podía alimentar mentalmente a un bebé y hacer lo mismo con un libro. Así que mi libro murió.

Me aterraba el tema económico. Yo no estaba de baja por maternidad en una empresa. Se me estaba acabando el dinero. Mi despacho se había convertido en la habitación del bebé (un clásico). No todas las mujeres quieren carreras profesionales. Muchas ven la maternidad como una carrera. Muchas eligen la maternidad y no se preocupan del dinero. Respeto todas esas formas de vivir. Pero, para mí, lo que yo sentía como una injusticia enorme y creciente me provocaba frustración y pensamientos de ira. Desesperación. Obsesión.

De alguna manera, yo sabía que estaba luchando contra mi propia aniquilación, y no era una lucha nueva. Era la que libraba cada vez que volvía sola a casa por un parque oscuro, cada vez que pedía algo a alguien cuando había un problema en el trabajo, aunque la gente con acentos u orígenes como los míos normalmente no conseguía llegar a las industrias en las que yo quería trabajar. Pero esta era mi adversaria más dura hasta la fecha. La maternidad. Porque envuelta en ella estaba mi corazón. No podía separar los trozos que morder y los trozos que lamer.

Y debajo de todo aquello había alguna idea de mi propia responsabilidad en el asunto.

«Siempre quieres lograr muchísimas metas», me dijo Katie. «Siempre lo has hecho, y siempre lo harás».

Escuchar eso me puso furiosa un segundo. Porque es una crítica y, como soy así, no me gustan las críticas negativas de ningún tipo. Pero si lo pienso, tiene razón. Es cierto. Me pongo mucha presión a mí misma. Para aguantar. Para que parezca que tengo el control. Me sentía como si me obligaran a fingir que lo estaba sobrellevando bien, pero la idea de que te obliguen a hacer algo es interesante. Ahora veo que, en parte, ese era mi propio estado interno, no solo se trataba de presiones externas.

Estaba siempre de los nervios. Tenía pensamientos horribles. Había cierta energía en el aire. Un insomnio efervescente. Un desasosiego abrasador. Un descontento malvado. Había cosas eléctricas que parecían romperse y estropearse a mi alrededor. El televisor se encendía y se apagaba sin más (¿o eran imaginaciones mías?). Estaba entrenada para saltar (joder, SALTAR) siempre que el bebé hacía el mínimo ruido. No sé quién me había entrenado para eso. O qué.

Una vez, me quedé encerrada en el ascensor (el maldito ascensor demasiado pequeño de mi edificio) durante cinco minutos con el bebé cuando íbamos a salir. Fue aterrador. El ascensor simplemente se paró. Tuve miedo porque quedarse atrapado en un ascensor nunca es agradable, por no mencionar que se te ponen los nervios de punta, pero, además, la idea de estar atrapada con el bebé en un espacio aún más pequeño era demasiado difícil de soportar. Golpeé los botones del ascensor en vano. Como no pasó nada, pulsé el botón de alarma. Pero no sonó, sino que solo dijo «número desconocido». Intenté telefonear a Ian, pero no tenía cobertura. Me subía la bilis por la garganta. Al cabo de cinco minutos de mirar fijamente al bebé, el bebé se me quedó mirando intentando entender por qué yo habría tanto los ojos, por qué insultaba al edificio y a todos los edificios protegidos en general, porque no se les pueden hacer mejoras como cambiar los ascensores por otros más grandes y eficientes, o ampliar las puertas (habíamos tenido que cortar el sofá por la mitad y después volverlo a juntar dentro del piso cuando nos mudamos allí), y, en general, no sirven para su objetivo y son húmedos y tienen corrientes de aire y..., el ascensor volvió a la vida con una sacudida y se empezó a mover otra vez. Grité. El bebé se me quedó mirando. Movía los ojos por mi cara y se paraba en el lunar grande que tengo en la barbilla. Me estaba poniendo paranoica sobre lo mucho que me miraba ese lunar. Estaba obsesionado con el lunar.

Cuando salimos del ascensor, empujé el carrito a la calle y ¡*chof!* una gaviota se me cagó en el abrigo y en el bolso cambiador del bebé. Vamos, mi día de suerte.

Ahora me río. Pero ¿sabes qué? En aquel momento no me hizo nada de gracia. Me puse a llorar. Sin que el bebé me viera. Y eso debería de haber sido un aviso. De alguna forma, fue la parte más cruel de la depresión. Me robó el sentido del humor.

Un silbido. Una chispa. Tenía la sensación de estar siempre al lado de un poste eléctrico.

Las grietas

Y entonces llega. Estalla la tormenta.

Primero, golpeé una pared.

Una noche, los vecinos nuevos empiezan a hacer agujeros en la pared a las ocho y el ruido despierta al bebé. Un taladro de noche nunca es agradable, pero en aquella ocasión, me llevó al límite. Cogí al bebé de la cuna. Estaba llorando. Con él en brazos, agarré una perforadora grande y antigua que me había regalado mi padre y todavía estaba en la estantería de cuando esa habitación era mi despacho. (Mi despacho espacioso y tranquilo). Doy golpes con la perforadora contra la pared. Lo hago diez o veinte veces. Hace un estruendo horrible y el taladro se detiene. Mientras tanto, Ian se ha ido corriendo a decirles que paren. Yo sigo golpeando la perforadora contra la pared, sin parar. Aparecen unas hendiduras grandes en la pintura y el yeso. Cuando Ian vuelve, se queda horrorizado. Dejo al bebé en la cuna y vuelvo al salón sin decir ni una palabra. Siento una purga, y me siento extrañamente tranquila. La rabia, aunque dé miedo, es lo único que he sentido (física, mental y espiritualmente) durante mucho tiempo. Me dice que sigo viva. Puedo tener efecto sobre algo. Tengo poder. Las descargas de adrenalina son como rayos de electricidad, hacen que el monstruo se siga moviendo.

Después estalla la tormenta en un vaso de agua.

Ian me recuerda que va a estar fuera unos días. Le han invitado a pronunciar el discurso inaugural en una conferencia académica en Berlín. Debió de ser un buen día cuando acepté eso. La conferencia es sobre un campo de investigación que él ayudó a fundar, así que le parece importante, y el bebé tiene casi un año. Estamos sentados juntos en el salón, de noche, tomando té. Cuando me dice que se va, me lo quedo mirando. El aire entre nosotros está cargado. Estoy procesando esa información. O quizá no la esté procesando, porque antes de darme cuenta, lanzo la taza medio llena a la otra punta del salón hacia él y da contra la pared. Se rompe y hay fuegos artificiales marrones y blancos. Ian salta al sofá para apartarse del camino.

«Pero ¿qué diablos ha sido eso?»

¿Quería darle? No sé. ¿Me alegro de que se rompiera la taza? Sí. ¿Quiero romper más cosas? Sí. Y de qué forma.

Nunca he sido de esas personas que lanzan platos por los aires. Nunca me ha gustado la violencia, ni siquiera la confrontación. Sin embargo, mientras observo el té deslizándose por la pared con grandes lágrimas sucias y los finos trozos de porcelana que han caído al suelo, siento que estoy al límite, por fin, de algo verdadero. Odio la vida, odio a Ian y odio el hecho de que él pueda decidir irse fuera unas noches. ¿Por qué no está en la cárcel, como yo? Sé que, de alguna forma, también me aterra estar sola, que me dejen. Sé que no puedo soportarlo. Cada vez hay más lloros. Estoy constantemente al borde de un ataque psicótico. Los roces entre nosotros son insoportables.

Después, la ira se aleja y me siento tonta, dependiente y patética. ¡Yo soy mejor que esto! ¡Yo no soy así! Soy una mujer independiente y fuerte. «¡Puedes ir!», digo. No quiero ser la esposa irritante, la típica mujer que intenta tener al marido controlado.

Mientras escribo este libro, todavía veo los tentáculos sepia de la salpicadura de aquella noche. Si entro en la habitación de mi hijo, veo las abolladuras y las rajas que hizo la perforadora en la pared. Hace tres años de aquello y todavía no hemos redecorado. Tenemos previsto mudarnos a otro sitio, pero también sé que he dejado este recordatorio ahí para que me diga algo. Para no olvidar.

Después, ocurre algo que no deja marcas fuera, sino dentro.

Ian se va a Berlín tres noches. Estoy sola con el bebé, con todo el trabajo, con el cerebro que cada vez está más oscuro. No duermo, no me lavo, soy incapaz de acudir a alguien.

El segundo día que Ian está fuera, esa tarde, el bebé no para de llorar. Llora y llora sin parar. Me va a estallar la cabeza. El bebé está atado en el carrito en el salón porque estoy a punto de llevarlo a dar un paseo para ver si cambiar de aires le va bien, pero llora y llora mientras me calzo y quiero matarlo, joder, sí, quiero hacerlo, o cualquier otra cosa que elimine ese ruido. Lo que tengo dentro, esta rabia que siento no es normal. Es una rabia que trasciende todos los sentimientos de la maternidad. Es autopreservación y autodestrucción al mismo tiempo. Es una hoguera profunda y destructiva en lo más hondo de mi corazón.

Incluso ahora, al cabo de varios años, cuando estoy agotada y él se porta mal, un rayo de aquella vieja rabia me recorre y me imagino que le doy vueltas, golpeándole el cráneo, y lo hago callar. Acabo con él y con el estrés. Está bajo control, y ahora estoy mejor, pero las fantasías y los deseos más oscuros, puramente animales y de puro ego, existen. Empatizo con las mujeres que, por cualquier razón, vieron que algo así escapó a su control, incluso por un breve instante, y vivieron para arrepentirse de sus acciones por siempre jamás.

Y.

Y.

Oh, Dios.

No quiero escribir esto, pero debo hacerlo. Porque quiero ser sincera y decir lo mal que estaba, porque quiero que las mujeres no sientan que son bichos raros si sienten eso o algo parecido. Es un punto en el que necesitamos más apoyo y deberíamos exigirlo. También sé lo mucho que amo a mi hijo, hasta el punto de que me explota el corazón, porque estoy bien y lo conozco, y el pasado, pasado está.

Pero esto es lo que sucedió.

La noche siguiente, Ian todavía estaba fuera y el bebé me despertaba como siempre cada dos horas más o menos. En un momento dado, me lo llevé a mi cama porque me parecía que sería lo más fácil. Cuando me volvió a despertar unas horas más tarde, estaba sentado en mitad de la cama, llorando. Intenté darle el biberón. No lo quería. Lo alejó. Siguió llorando. Dios, yo quería escapar, sin importar cómo ni a dónde, solo quería huir.

«¿Qué?», grité al bebé. «¿Qué más puedes querer de mí?»

Estaba sentado en la sábana grande, temblando, llorando.

Y, entonces, extendí el brazo y lo empujé, con fuerza, con la mano derecha. Estaba llena de odio mientras lo hacía. Lo empujé. Eso bastó para que se cayera de lado en la cama.

Quiero que sepas que se me parte el alma al escribir esto ahora. Pero tengo que hacerlo, creo, por todas las mujeres que están al límite o que piensan que son monstruos porque sienten cada vez más violencia. No sois monstruos. Necesitáis más apoyo. Tengo que escribirlo porque es la verdad, y si vamos a avanzar esta conversación, tenemos que asumir riesgos si creemos que podemos. Así que ahí está. El peor momento de mi vida, el mayor peso en mi corazón, escrito sin rodeos en una página. Resistiré el impulso que me dice borra, borra, borra.

El bebé lloraba como si se estuviera muriendo. Chillaba como haría cualquiera si su madre lo empujara con odio.

Creo que algo en mí se rompió en aquel momento, se rompió de verdad, porque lo cogí y lo traje hacia mí y lo abracé y me disculpé y lo mecí y lloré. Y quizá era lo único que necesitaba él, ante todo. Un abrazo. Consuelo durante la noche. Pero yo estaba tan desconectada, tan necesitada, tan enferma, que no era capaz de ver las cosas humanas más básicas. Cuando se calmó, lo acosté en el lado de la cama de Ian y, luego, me senté sola en la cama, con ganas de suicidarme. Otra vez me empezaba a sentir enfadada, y, al no tener a nadie más a quien dirigir aquella ira, envié un aluvión de mensajes de texto horribles a Ian.

Me quiero suicidar, espero que te lo estés pasando bien.

Me voy fuera la semana que viene, para que lo sepas.

Quiero el divorcio.

Cosas así.

Me llama. Está preocupado. Me disculpo, agotada por dentro. Digo que el bebé está durmiendo y que estamos bien. Que lo único que pasa es que me siento sola. Me cree. Me regaña por enviarle mensajes así en plena noche. De alguna manera, no es culpa suya, porque no sabe lo mal que estoy. Escondo tanto, tanto.

Ahora, Ian me ha contado que aquella también fue una de las peores épocas de su vida. Estaba hecho un lío, no sabía qué hacer, y llamaba desesperado a nuestros amigos en busca de ayuda y consejos. Estábamos tan perdidos el uno para el otro, y los dos cegados por una rabia horrible. Una pared de ira ardía entre nosotros.

Unos años después, bebida y colocada en una despedida de soltera, una vieja amiga me dice (muerta de vergüenza) que cuando su hija tenía nueve meses, la tiró en la cama en un ataque de furia porque no podía más. Le dije que la comprendía. Se puso a llorar. Intenté retomar la conversación con ella a la mañana siguiente, cuando estábamos sobrias, pero lo negó. Decía que no recordaba nada.

Playlist para los peores días

Don't Walk Away – Jade
Tears Dry On Their Own – Amy Winehouse
Run – Stephen Fretwell
I Can't Go For That (No Can Do) – Hall & Oates
Storm Warning – I Am Kloot
That's the Way Love Goes – Janet Jackson
Don't Get Me Wrong – The Pretenders
Emotion – Bee Gees
Hand In My Pocket – Alanis Morissette
Goodbye to Love – Carpenters
Bloody Mother Fucking Asshole – Martha Wainwright
Here's Where the Story Ends – The Sundays
Crazy To Love You – Leonard Cohen
Did I Ever Love You – Leonard Cohen
Going Home – Leonard Cohen
Master Pretender – First Aid Kit
Diamonds & Rust – Joan Baez
Safe Travels (Don't Die) – Lisa Hannigan
Rise Up With Fists!! – Jenny Lewis y the Watson Twins
Chicago – Sufjan Stevens
Pegasi – Jesca Hoop

Hearts and Bones – Paul Simon
See You Sometime – Joni Mitchell
Hey Mama Wolf – Devendra Banhart
She Belongs to Me – Bob Dylan
Roxbury – DJ Yoda que incluye a Edo. G y Nubya Garcia
More Than This – Roxy Music
Zoom – Fat Larry's Band
We Let The Stars Go – Prefab Sprout
It's My Life – No Doubt
Wichita Lineman – Glen Campbell
Is That All There Is? – Peggy Lee
Somewhere In My Heart – Aztec Camera

Viéndolo todo negro sobre
un fondo azul

Sé que no estoy bien. Pero todavía no puedo hablar del tema. Me arrastro de un sitio a otro como en un sueño muerto. Un sol que se muere en un universo frío. Cada vez que me doy la vuelta, escupo una bola de fuego. Pero, aparte de eso, me voy calmando, y estoy triste y perdida. Voy sin fuerzas por las calles, alternando entre la apatía y la furia. La gente habla maravillas de la arquitectura de Brighton. Las plazas de color pálido del estilo Regencia. El edificio en el que vivimos, Embassy Court, fue construido en la década de 1930. Es gris, blanco y amarillo pálido. Ian cree que es sereno, como un barco. Él quería vivir en este edificio concretamente. Para mí, es feo. Es huesos, plasma, tejido cerebral, cárcel. Una celda dura y brutal.

Ya he renunciado incluso a fingir que estoy bien. Ni llamo yo ni cojo el teléfono a nadie. Nunca me ha entusiasmado hablar por teléfono, pero ahora lo evito activamente. Ni siquiera sé quién soy cuando hablo con alguien. Tengo la moral tan baja que ni siquiera encuentro la versión adecuada de mí misma para odiar de manera vengativa y fructuosa. Es la sensación de renunciar. Me he rendido. Aparte de algún ataque de rabia, me estoy muriendo.

Ian sigue diciendo que soy como una nube negra y sé que lo soy. Siento que apenas lo conozco. Nuestra relación parece un error y busco *divorcio* en Google con una mezcla demente de palabras clave a diario, aterrada, porque sé que no tengo independencia financiera para sobrevivir sola, sino solo un montón de deudas. En ese momento, Ian me dice más de una vez que estoy «casi psicótica» y me ruega que busque ayuda. Me niego a escucharlo. Mi rabia se agrava por el hecho de que él, como hombre, no tiene ni idea de lo que me está pasando. Lo odio porque su cuerpo no ha sido desgarrado durante el parto. Estoy enfadada porque él no está devastado por las hormonas. Lo envidio porque considero que tiene el privilegio masculino; su libertad en esta situación. Él está aterrado. Yo no lo veo, pero lo está. No sabe qué hacer. Y el terror no es un sentimiento que se suela encontrar en el amor.

Ian tampoco está bien. El trastorno obsesivo compulsivo que vigila con cuidado, que forma parte de su vida desde la infancia, se está apoderando de él. De niño, se manifestaba teniendo que repetir frases en la cama de noche para mantener a su familia a salvo. Cuando nos quedamos embarazados, el trastorno empezó a avanzar sigilosamente otra vez porque estaba nervioso por tener que cuidar a nuestra pequeña familia. Gira entorno a ideas de suerte, magia, religión y de lo oculto. Tengo una vaga sensación de que Ian siente angustia, pero me molesta y me fastidia. Además, pienso que solo intenta quejarse cuando, en realidad, no tiene motivos para hacerlo. En ese momento, su trastorno se manifiesta en frases repetidas que dice en voz alta durante todo el día. Algunas, las dice cincuenta o sesenta veces. Grita palabrotas, sin querer, que me sobresaltan. Odio esta situación porque muestra sus debilidades y sé que al menos uno de nosotros tiene que ser fuerte para hacerse cargo de todo. No siento compasión en el corazón ahora mismo y, tal vez, me odio a mí misma porque, subconscientemente, sé que esto es inhumano.

En uno de sus peores momentos, Ian me acusa de tener un bebé solo para tener algo de lo que escribir. Me siento tremendamente ofendida por ese comentario, así que escribo sobre lo tremendamente ofendida que me siento.

De todas formas, sé que ha hablado la voz maligna que tiene en la cabeza porque yo también tengo una. Es una voz que hace que su vida sea un infierno. Y también intenta hacerme sufrir a mí. Ese tipo de voces van hacia dentro y hacia fuera. No discriminan. Esparcen odio.

Los dos estamos perdidos en nuestra locura privada; nuestras constantes vitales fallan, hemos empeorado y nos estamos muriendo. ¿Cómo es posible que tengamos esta vida nueva entre nosotros y nos sintamos tan… muertos?

Y, entonces, un domingo por la tarde, vamos a dar un paseo por el campo con unos amigos. No quiero ir, no quiero ver a nadie (de hecho, he cancelado los planes con esta pareja dos veces en estos últimos meses), pero Ian insiste.

«Te caen bien», dice. «Y habrá campanillas azules».

Hay campanillas azules. Miles. Lo veo todo negro sobre un fondo azul. ¿No es genial cuando la vida real proporciona el fondo perfecto? Y también tiene razón respecto a los amigos, Alex y Stef. No son personas exigentes. No nos demandan mucho esfuerzo. Son cariñosos y generosos. De hecho, nos dieron la cuna que tenemos para el bebé y no quisieron aceptar nuestro dinero. Incluso nos compraron un colchón nuevo cuando nos la dieron. Son buena gente.

Quedamos con ellos en las llanuras del sur, en un bosque que han abierto especialmente para la época de las campanillas.

Camino con Stef. Me quedo un poco atrás. Esos días, ando muy despacio, todavía me duelen las caderas y todavía tengo un andar de pato inducido por el relajante. Stef me espera y va a mi ritmo. Stef tiene el cuerpo lleno de tatuajes artísticos que son para morirse, trabaja para una organización benéfica que protege a las mujeres de la violencia de género y lee más que cualquier otra persona que conozco. Ian empuja el carrito de bebé más adelante junto al marido de Stef y sus dos niños pequeños que hacen mimitos al bebé y saltan por todos lados.

Stef me pregunta cómo estoy y me limito a darle la versión oficial. Estoy bien. Y, después, sin venir a cuento (aunque, ¿realmente se dicen las cosas sin ninguna razón?), me cuenta que sufrió una enfermedad mental después del nacimiento de su segundo hijo, tres años atrás. Me dice que se sentía desolada y desesperanzada. Pensaba que nada volvería a estar bien nunca más y que no le quedaban ilusiones. Al mismo tiempo, se sentía horriblemente culpable porque se suponía que debía ser madre. Una madre contenta, además. Eso me sacudió hasta la médula. Parecía una confesión secreta de una de las mujeres más fuertes y geniales que conozco. Noto su vergüenza, y yo odio que se avergüence.

«No sabía qué me pasaba», dice Stef. «Y no sabía cómo ponerme mejor».

Escucho a Stef y asiento, y miro los campos de campanillas azules y muevo los pies por el camino de grava fina y blanca. Funciono. Soy humana y funciono.

«Tenía depresión posparto», dice Stef. «Es muy habitual».

Pienso: «Qué triste, qué triste lo que pasaste, pero eso no es lo que me pasa a mí, no, no *es mi caso*».

Tengo ganas de decirle: «¿Le hiciste daño? ¿Alguna vez intentaste hacerle daño? ¿Odiabas a tu marido? ¿Querías el divorcio?» Pero en vez de eso, doy todos los pasos correctos en la conversación. Me adhiero al tonto protocolo de mi engaño cuidadosamente practicado. Le pregunto cómo lo superó. Me dice que encontró una terapeuta increíble, especialista en problemas familiares, que entendía lo que le estaba pasando.

«¿Quién era?», pregunto.

Estoy intrigada, aunque tengo dudas sobre los terapeutas.

Soy escritora (o lo era), y tenía esa idea arrogante de que ya sabía cómo procesar mis pensamientos y sentimientos a través de las palabras. ¿Qué me podía ofrecer la terapia? Yo ya verbalizaba mis sentimientos y cosechaba los beneficios de hacerlo. Creo que también era escéptica sobre la idea de «cierre». No estaba segura de creer en ello. Creo que siempre había pensado que el avance psicológico es más bien un caso de asimilación: asimilas una mala experiencia y sigues adelante. No hay finales limpios. No es como un libro. La terapeuta de un ex le tiró los tejos, y eso me hizo dudar de la profesión en sí. Pero en ese momento ya no escribo. Ya no hago nada.

Stef se saca una tarjeta de visita azul del bolsillo. Tiene el nombre, número y correo electrónico de la terapeuta en un lado y, en el otro, un cuadro impresionista del mar.

Cuando llegamos a casa, por primera vez una vocecita en mi interior me dice *¿Quizá? ¿Quizá tú? ¿Quizá esto?*

Pero, no, depresión, no. ¡Nunca he estado deprimida! No soy de esa clase de gente. Atraigo a ese tipo de personas. Pero no lo soy.

Todavía no estoy preparada para cuestionarlo, o tal vez no sea capaz de hacerlo.

Hasta la convención de Minis. Ese fatídico día de mayo en el que me pierdo y me encuentro con Ian y mis sentimientos. Y lloro sin parar por una hamburguesa que no quiero y digo: «Vale, vale, quizás intentaré que me den un diagnóstico».

Después de la convención de Minis, encuentro la tarjeta que me dio Stef, y envío un mensaje a la terapeuta, Kim. Le digo: «Hola, no estoy segura del todo de si estoy deprimida, pero vienes muy bien recomendada, ¿podría pasarme para hablar contigo?».

Informal como siempre.

Kim me contesta esa misma noche. Me dice que por supuesto, y me comenta sus condiciones y sus tarifas. Quedamos un día de esa semana.

El ojo

Un día, el bebé y yo estamos sentados juntos en el sofá. Nos miramos. De repente, me señala la cara con el dedo índice. Observo la diminuta punta del dedo mientras avanza, sin saber si quedarme quieta y arriesgarme a que me meta el dedo en el ojo. No sería la primera vez que lo hace. A este niño le encantan los ojos.

El dedo llega a mi cara y va hacia la barbilla. Me preparo. ¿Quizá me meta el dedo en la boca?

Y, entonces, me aprieta el lunar que tengo en la barbilla. Es algo que lo obsesiona desde hace meses. POM.

Me río. Estoy indignada, encantada, indignada. Él no se ríe. Su concentración se intensifica. Sigue apretándolo. Pom pom.

Sé que apenas es una muestra de amor. Solamente está fascinado por una imperfección; siente curiosidad, le interesa mi defecto. Le sigo la corriente, disfrutando del contacto, la conexión, la sensación. Sigue apretando el lunar sin parar. Pom pom.

Bueno. Para. Ya está ya está.

El mar

Kim vive en el paseo marítimo que va hacia el lago. Disfruto de la caminata hasta allí, sola, escuchando música y simplemente dejando que el sol me dé en la cara y me haga sentir algo sencillo, cálido y físico. Estoy nerviosa por lo que voy a decir, por si la terapeuta será buena, y por si acabo en alguna especie de registro. Sé que voy con retraso en este tema. Es un poco retro ir a terapia ahora, es como tener discos de vinilo. De hecho, llego tan tarde a esto de la terapia que hay una sala de tratamiento vacía con varias cintas, un bol de ponche lleno de colillas y Freud y Jung desmayados en el suelo al lado de un pene hinchable medio desinflado y un álbum de Gabrielle.

La casa de Kim es como la que yo dibujaba en el colegio. Ventanales grandes, porche, un coche en la entrada lo suficientemente grande para llevar un perro en la parte de atrás y tiendas de campaña para ir de camping. Llamo primero a la puerta de la entrada. Me he equivocado. Su consulta está en la parte de atrás. Un perro ladra detrás de la puerta. Kim abre al cabo de unos minutos y me dice que entre por atrás. Doy media vuelta en la gravilla, ya estoy con el pie cambiado.

Abre la puerta de un pequeño anexo que hay justo al lado del camino. Subo dos escalones. Viste ropa sencilla y suelta: una camisa azul pálido y un pantalón azul marino. Lleva gafas y tiene la cara con forma de corazón. Hay una silla para ella en un lado de la sala y un pequeño sofá con cojines peludos en el otro. Señala al sofá para que me siente. Firmo unos formularios, un contrato, una promesa, y, entonces, empezamos.

La sala está fría y en silencio. Miro alrededor, intentando encontrar detalles de su vida que aprovechar, para adherirme a ellos y conseguir caerle mejor. Soy como el detective de *Sospechosos habituales* cuando Keyser Söze ha salido de la sala. Reconstruyo una vida a partir de los fragmentos. Pero en vez de resolver un crimen, estoy vertiéndolo todo en un agujero insaciable de necesidad social. Se me da bien esta mierda creativa y autodestructiva. Me detengo. No he venido para caerle bien. Además, conociéndome, esto es una forma elaborada de postergar la sesión para evitar ocuparme del asunto que tengo entre manos.

Kim tiene una mirada que me hace sentir que me miran de la forma correcta. Y la más agradable posible.

Tiene práctica en el arte del silencio. Hablo atropelladamente en el aire viciado. Lo saco todo en esa primera sesión.

«Hablas muy deprisa», dice.

«Ah, ¿sí?», contesto. No tenía ni idea.

Al principio, estoy a la defensiva. Le cuento que no creo en el cierre y que no quiero «ponerme mejor» porque ponerse mejor es un relato patriarcal y un invento del *marketing*. Las mujeres complicadas son tan válidas como las demás. Las mujeres no son problemas que se deban solucionar.

Kim me mira.

«Por supuesto que quiero ponerme mejor, por mí», digo. «Pero no para ser más agradable y apetecible, ¿entiende?».

Se me queda mirando fijamente. Un público duro.

Intento hacer bromas.

«Me siento como si estuviera en una relación de abuso», digo. «Él me tortura todas las noches con falta de sueño. Me tortura con su taza para sorber. No me deja comer ni beber y, últimamente, tampoco salir de la habitación. Soy presa de todos sus caprichos. Estoy a merced de un déspota. Un asesino sonriente. Viene hacia mí con la sonrisa más beatífica, me pega en el cuello y busca dejarme los dos ojos morados. ¿Acaso es aceptable esto? ¿Hay algún número al que llamar? Como el número de atención a los niños, Childline, ¿pero para padres? ¿El teléfono de los padres? Hola, mi bebé de nueve meses abusa de mí…

Esboza una ligera sonrisa, pero nada más.

Voy a tener que darle más a esta mujer, maldita sea.

No soy una persona que admita fácilmente que necesita ayuda. Soy orgullosa. Me gusta que me consideren alguien capaz. Pero no se trata de cómo me ve Kim. Ella dirige, facilita, hace de árbitro entre mis dos yo enfrentados en un campo de juego neutral. La terapeuta está, pero no está. Es un espacio vacío, nulo, o lo más parecido que hay a un vacío, soltar pensamientos y ver que se sostienen y, al final, se deshacen.

Así que describo lo que he sentido. Le hablo de la frustración constante, de que lloro en el suelo de la cocina, de la irritabilidad, de la perspectiva negativa que hace que me sienta condenada —y de la agobiante culpabilidad de que debería sentirme afortunada por tener un bebé sano, o por el simple hecho de tener un bebé.

«Es como si tuviera la cabeza demasiado llena de preocupaciones y cosas que deben hacerse para él. Se espera que yo lo haga todo y que esté bien y me sienta feliz y completa. Pero los dos estamos lejos de nuestras familias, así que no tenemos ninguna ayuda. No he dormido ni descansado bien durante mucho tiempo. Y tengo fechas de entrega de proyectos porque yo no quería rechazar el trabajo, porque me apasiona lo que hago y he tardado veinte años en llegar al punto en el que me pagan por ser escritora a jornada completa, o sea, que me lo he ganado con esfuerzo.

Mi pareja es un gran apoyo, pero a la vez no lo entiende, y ha estado fuera, y...»

Kim asiente y esboza una sonrisa forzada pero amable.

«¿Hasta qué punto va mal?», pregunta.

No estoy lista para esta pregunta. Bajo la mirada. Aquí estoy, en un punto muerto. No le puedo hablar de la rabia, la violencia. ¿Y si ella debe informar a protección de menores? Ese viejo temor básico: *Se llevarán al bebé.*

«He estado... molesta con él», digo. Lloro fácilmente mientras hablo. Niego con la cabeza. No puedo decir nada más.

Ella vuelve a asentir y parece que le ponga triste.

Me siento derrotada, pero también siento que es un comienzo. He empezado a hablar. Estoy arañando la superficie y me sumergiré. Y lo llamaré por su nombre, como se hace con cualquier enfermedad, demonio o tormenta. Todavía no he dicho *depresión posparto*, pero esas palabras me dan vueltas en la cabeza.

«No sé si es apropiado pedirte un diagnóstico», digo. «Pero mi pareja cree que podría resultar útil».

Kim se limita a asentir.

«¿Crees que tengo...?». No acabo la frase.

No hace falta que lo diga porque, de repente, ella interviene para salvarme. Me dice que, en su opinión, lo que llamamos *depresión posparto* es un paraguas que abarca varias enfermedades mentales que cree que son «una respuesta razonable para las exigencias de la maternidad en el mundo occidental».

Imagínate oír eso. Todo lo que he estado sintiendo: la rabia, el pánico, el agravio, es RAZONABLE.

Esto es una revelación. Es el comienzo de mi recuperación.

Algo empezó a tener sentido aquel día, con aquellas palabras que bastaron para que me sintiera aceptada, comprendida y que no estaba sola. Era algo parecido a la seguridad. Y la seguridad era algo que no había sentido desde hacía mucho tiempo. Era un buen comienzo.

Mientras empiezo a sentirme más fuerte, Kim empieza a retarme, cosa que me gusta. ¿Por qué asumo mucha más carga mental que mi pareja? ¿Cómo hemos dejado que pase? Mi pareja y yo somos feministas. Los dos pensábamos que yo podría hacerlo todo. Me doy cuenta de que la idea de «tenerlo todo» es un mito dorado de la maternidad del occidente moderno. No se puede tener todo. Ningún ser humano puede.

Ahora, sé que la terapia no va de finales, sino de aceptar las complicaciones de la mitad en las que todos vivimos (el trozo que los escritores odiamos escribir) y decirte: *Así está la cosa hoy.* No era una derrota. Era un paso positivo hacia la recuperación. Supongo que me sentí traumatizada y, por eso, sentí que estaba perdiendo el control sobre mi vida y no sabía cómo recuperarlo porque, normalmente, lo que habría hecho sería escribir, pero estaba demasiado cansada y tenía miedo de que mi texto ya no significara nada y me asustaba demasiado que todo lo que escribiera pareciera público de alguna manera y demasiado confuso para empezar con una frase que podría ser el comienzo de cualquier forma de escritura que yo haya conocido, incluso la entrada de un diario. No tenía forma de dejar brotar las palabras, que era lo que debía hacer. Lo que todos debíamos hacer.

Un día, después de terapia, me acuesto de espaldas en la playa y cierro los ojos. Escucho el silbido amniótico de las olas en la orilla. Levanto la vista hasta las nubes. Siento el viento. Todas estas cosas me aportan algo. Lo disfruto hoy. Ya no soy una persona que espera intelectualizar todas las experiencias para evaluar el valor que tienen. Sé que hay cosas que no puedo cuantificar que me curarán y me ayudarán. Mirar un árbol. Escuchar el mar. En el fondo, siempre he sabido esas cosas. Soy hija de un naturalista devoto. Tuve más caídas de árboles que cenas calientes de pequeña. Siempre estaba escalando una roca o salvando a una abeja. La naturaleza se puso en mi contra después de que me convirtiera en madre. Me destrozó. Ahora, la naturaleza me ayuda a volver.

Acepto que es un «desastre natural», como dice Maria. La maternidad es sísmica. Resquebraja tu vida, tu relación, tu identidad, tu cuerpo. Se caracteriza por la pérdida, el dolor y las dificultades de cualquier gran cambio vital. Ahora veo que tengo que separar mi relación con la maternidad de mi relación con mi hijo, algo que parece una paradoja, pero, de hecho, es la única forma como lo puedo procesar.

En la siguiente sesión, Kim me pregunta por qué intento unir todas las áreas de mi vida. Puedo mantener separadas la parte de mí que escribe de la parte de mí que es madre. No tiene por qué encajar todo. Me dice que consiga un despacho lo antes posible.

Le cuento que pensaba que el bebé encajaría en mi mundo.

«Encajáis los dos en el mundo del otro», dice Kim.

Me doy cuenta de que el bebé y yo estamos aprendiendo a estar juntos. Tenía una idea absurda de que tenía que ser perfecta para él, y que él llegaría perfecto. Estaba tan equivocada. Los dos somos solamente humanos que estamos aprendiendo a ser humanos en una relación nueva. La perfección no es aplicable.

Sin embargo, no haberlo pensado a fondo es habitual y comprensible. ¿Cómo te puedes preparar para algo tan sísmico e inimaginable? Vivimos en una cultura que dice a las mujeres que lo pueden tener todo, pero que no se les paga lo mismo que a los hombres. Una cultura que quiere que las mujeres dejen el trabajo y sean madres a jornada completa, sobre todo las autónomas como yo. El sistema no nos ayuda precisamente.

Sé que tuve suerte de permitirme el lujo de ir a terapia. A pesar de que el Servicio Nacional de Salud la ofrezca, hay listas de espera y, a menudo, solo hay terapia de grupo porque no hay presupuesto para más. Pero yo te diría que lo intentes, que te recomienden a alguien. Yo todavía voy a terapia de forma regular. La terapia era sencilla. Era un espacio que yo podía rellenar con palabras que nunca irían más allá. La maternidad se vende como una celebración, una alegría pura. En cambio, es una mezcla de emociones para todas las madres que conozco. Está bien lamentar la desaparición de tu antigua vida. Está bien encarnar el dolor y la gratitud a la vez. No todo tiene que ser positivo. Quiero muchísimo a mi hijo. Pero también he perdido cosas durante el proceso de convertirme en madre.

La terapia también me reveló que no había negociado nada conmigo misma ni con mi pareja antes de la llegada del bebé, en cuanto a tiempo, espacio, estado mental, intimidad, organización semanal.

Había sido muy inocente. Estaba concentrada en ser la madre perfecta y, al centrarme en eso, no presté atención a mis sentimientos.

Fui mi peor y más dura crítica. Pero había algo que debía hacer. Darme un respiro de una puñetera vez. Quizá decirle a mi parte crítica que se callara un tiempo y dejara que mi parte amigable diera un paso adelante, la parte que solamente sería cariñosa, amable y paciente. La parte de mí que era capaz de hacerme de madre. Esa parte era la que yo necesitaba para confiarle todo esto. Podía sentarme ahí y contárselo todo y me miraría y me abrazaría y diría: «¿Y qué? Sigues siendo mi heroína». Todos tenemos esa parte en nosotros. Todos podemos ser nuestra propia madre en ese sentido.

Durante los siguientes meses, Kim me ayuda a reconstruir el significado de mis sentimientos. Por qué estoy tan enfadada. Por qué odio a todos y a todo. Por qué mi anterior manera positiva de ver las cosas se ha reducido hasta ser un agujero negro de desesperación y furia. Por qué siento, por primera vez en mi vida, que a veces sería más fácil estar muerta. (Al menos, así podría dormir.)

Cada vez que siento que me frustro, las palabras de Kim me resuenan en la cabeza: «Es una respuesta razonable». Estoy jodida, pero no ha pasado porque esté loca o sea débil o idiota o un monstruo, sino porque nunca podría haberme enfrentado a lo que la vida me ha lanzado. Lo que siento es una locura, pero es razonable. Tengo una enfermedad mental, pero es lógico acabar así, dadas las circunstancias. Alguien comprende cómo he llegado a estar así.

Un día, nuestra vecina Rosemary, enfermera de maternidad y canguro que vive en el piso de arriba, se ofrece a ayudarnos a precio de amigo. La primera vez que cuida al bebé, me quedo de pie en la entrada del supermercado, detrás de un carro de la compra, sola. Ni siquiera me muevo. Solo disfruto de estar... sola, sin responsabilidades.

Durante los meses siguientes, mantengo la terapia cada semana, consigo tiempo para mí mientras Rosemary se queda con el bebé en días sueltos y la falta de sueño mejora infinitamente. Son avances pequeños hacia el bienestar mental, pero son un avance. Siento que estoy volviendo.

La moneda de plata

La terapia ayuda y ya duermo más, pero todavía no estoy lista. Sigo enfadada y lloro más de lo que parece apropiado, así que voy a ver a mi médico de cabecera. Soy reacia a tomar medicación. Me preocupa que me limite tanto los estados de ánimo altos como los bajos y quedarme atrapada en un punto medio de emoción apagado y lento. Pero creo que podría necesitar un impulso químico, y el médico está de acuerdo. Los comprimidos de Citalopram funcionan prácticamente al instante y me empiezo a sentir más positiva y capaz. Al principio, escondo el medicamento en el neceser, metido en el estuche de las gafas. Pero a medida que me siento más fuerte, lo dejo a la vista. Lo necesito igual que necesito mis gafas, para corregir una parte de mí que de otra manera no funciona bien. Este hecho no debería dar vergüenza.

Empiezo a trabajar en construir mis propios cimientos. Esa es la sensación que tengo, como si estuviera reconstruyéndome desde cero. Valoro los beneficios de hacer ejercicio correctamente por primera vez en mi vida. Empiezo a correr. Tengo que redefinir mi relación con el alcohol. El alcohol afecta al sueño, y el sueño es lo que debía priorizar para restablecer bien mi salud.

La psiquiatra perinatal Rebecca Moore afirma: «Es indudable que la depresión posparto está relacionada con la falta de sueño porque la falta de sueño nos afecta absolutamente a todos. Y entonces se convierte en un círculo vicioso. Empiezas teniendo falta de sueño, y te deprimes, después, realmente no puedes dormir y entras en ese bucle horrible en el que no duermes. Con todas mis mujeres embarazadas hablamos largo y tendido sobre cuestiones como: ¿Cómo vas a gestionar tu sueño? ¿Cómo va a ser en tu caso? ¿Qué pasa si tu salud mental se resiente hasta el punto en el que tengas que mezclar lactancia materna y artificial para que tu pareja pueda darle el biberón? ¿Lo has pensado? A veces, puede que tengas que dejar de dar el pecho si afecta demasiado a tu salud mental. No todo el mundo puede dormir durante el día y no todo el mundo puede dormir cuando duerme el bebé. Así que creo que sería mejor si habláramos con más sinceridad sobre cómo dormir.

Es una habilidad aprender a dormir durante el día, aprender a aprovechar un momento de relajación. Me siento como si cuidara la máquina que soy yo misma. Ya no doy a mi cuerpo por sentado.

Hago fisioterapia para las caderas, pero no funciona, así que me hago una resonancia magnética y resulta que tengo una escoliosis grave preexistente (tengo la columna torcida) y un disco deteriorado. El especialista dice que mantenga la columna móvil y que haga todo el ejercicio posible. Construir fuerza es la orden del día.

Recuerdo el momento en el que empiezo a amar mi vida otra vez. Llevo un mes aproximadamente con los antidepresivos.

Es un día normal y corriente. Estoy sentada con mi hijo en un banco cerca de la playa mientras él se come un helado y, la verdad, es como si me saliera el sol por la cabeza. Suspiro y levanto la vista porque parece una especie de salvación, aunque yo no sea una persona religiosa. De repente, todo parece posible en lugar de imposible. Todo parece esperanzador y no siniestro. Quiero sonreír a la gente con la que me cruzo y no darles un puñetazo. Sé que puedo manejar lo que todavía es duro, pero no está fuera de mi alcance. Beso a mi hijo en la cabeza y susurro: «Dios, cómo te quiero. Me alegro de que lo hayamos logrado».

Para la fiesta de cumpleaños de mi hijo, alquilo una sala parroquial, compro diez botellas de *prosecco* y pongo cosas para comer de pie. Invito a todo el mundo que conozco en Brighton. Mientras lo estamos preparando todo, me doy cuenta de que también es una fiesta para mí misma. Para celebrar mi propia supervivencia tanto como la suya. No me puedo creer que ya haya pasado todo un año. Y sé que cada vez pasarán más deprisa. Como dijo Auden: «Los años correrán como conejos». Alex tiene su propia opinión al respecto. Dice: «Las noches son largas pero los años son cortos».

Sigo agotada casi todo el tiempo, pero me siento como si fuera aceptable admitirlo ahora, decir que necesito ayuda y apoyo, dejar entrar a las personas, en vez de mantenerlas alejadas. Lo que ha pasado no es culpa mía. Yo no soy así. Ha sido algo que me ha pasado, pero estoy saliendo de eso, lenta pero inexorablemente.

En diciembre, Ian me lleva a ver a los estorninos que hacen remolinos sobre el mar cada noche antes de posarse bajo el muelle viejo. Son mágicos. Se dispersan y se juntan como las nubes. Son como una tormenta viva. Ian y yo nos cogemos de la mano mientras los miramos. Se hace de noche, y el bebé se queda dormido en el carrito. Antes, pensaba que el amor era como el sol, constante, inquebrantable: como decía Shakespeare «Es una marca indeleble / que enfrenta tempestades y jamás se debilita». Pensaba que era algo que se mantendría firme toda mi vida. Ahora sé que el amor no es pasivo, sino activo. Es esa frase de la canción de Massive Attack que habla de que el amor es una palabra de acción. El amor es inteligente. Es conocimiento y trabajo. Solo veo todo el arco de mi amor por Ian ahora. Meciendo al bebé cuando no paraba de gritar la primera noche porque se moría de hambre y no sabíamos qué le pasaba. El aguante, la resistencia y la fuerza de Ian. El hombre, como yo, sube montañas. No todo es conversación inteligente o emociones conmovedoras, ni siquiera entender siempre las bromas del otro, es alguien con quien quedaría a medio camino, y se presentaría y seguiría acudiendo. Alguien cuyo ego no se basa solo en la adoración externa. Esos hombres son difíciles de encontrar. El amor es algo que crece, que está vivo, que se mueve, que respira. Lo tienes que regar, y darle espacio, y a veces, ponerlo en un sitio completamente distinto del jardín para que sea feliz.

Hay una frase de la película *¿Conoces a Joe Black?* en la que la Muerte, o sea, un cursi Brad Pitt que se atiborra de crema de cacahuete pregunta a otro personaje, Quince, cómo sabe que su mujer lo quiere. Quince responde: «Porque conoce lo peor de mí y no le importa». Es un sentimiento que me conmovió cuando vi esa película, por lo demás, bastante mala —y es una frase en la que he pensado a menudo estos últimos años, cuando siento que tengo una idea de lo que podría ser lo peor.

No había conocido el alcance de mi interior hasta que experimenté la DPP. Antes, pensaba que mi interior era un país de las maravillas gótico y juguetón decorado por Tim Burton en el que yo podía pasear. Pero mi verdadero interior era confuso y aterrador —como caerse en el agua cuando no sabes en qué dirección está la superficie. Sé que nadie me ha visto nunca como me vio Ian durante aquel tiempo, gritando y llorando y lanzando cosas por los aires. Llamándolo de todo. Nuestra relación era un sitio horrible en el que estar. Pero, claro, yo también era un sitio horrendo. Me sentía inhabitable. Por primera vez en mi vida, no amaba nada. La pérdida del amor era la pérdida del yo. ¿Cómo puedes amar algo cuando ya no sabes quién eres?

Cuando te rompes delante de alguien, aparece una intimidad nueva. Durante la DPP, en general, lo que Ian y yo éramos incapaces de ofrecernos mutuamente era amistad. Ahora, la amistad es en lo que más trabajamos mientras seguimos recuperándonos. Los pequeños gestos de ternura y amabilidad diarios que liberan un poco la carga de la otra persona. El amor a largo plazo es activo. Es inteligente. Es trabajo. La DPP parecía algo que me pasó a mí, pero mi amor con Ian, no. No es algo pasivo. No es lujuria, ni un romance como el de los cuentos de hadas. Es algo que he elegido hacer, y es algo que elijo, una y otra vez —cada vez que cojo aire y hago una pausa antes de lanzarme en un ciclo de una discusión antigua, o mientras le preparo su comida preferida cuando ha tenido un mal día, o cuando me levanto con nuestro hijo y le dejo dormir más tiempo porque sé que está agotado. Él todavía se levanta de noche cuando me duelen las caderas. Hay poder en eso, y placer, y fuerza, y expansión. En parte, ahora voy esclareciendo la enfermedad observando lo que elegía y lo que no; lo que podía controlar y lo que no. No reconozco a la mujer que era en aquel momento. Veo fotos de ella y no recuerdo que las hiciera. Ian me ayudó a volver a ser yo misma.

Hay una frase en uno de mis poemas preferidos de Anne Sexton sobre cómo «lo peor que puede ser alguien, al final, es una esperanza por casualidad». Ian y yo decidimos ser padres porque pensábamos que lo disfrutaríamos y se nos daría bien, y es mucho más duro de lo que habíamos pensado, pero también es un amor más grande del que podíamos haber imaginado. Nos volvimos a crear el uno al otro, y nuestro amor, en un viaje de vuelta del infierno. Y, ahora, cuando echo la vista atrás, y hacia abajo, veo hilos que puedo contar y nombrar, que nos unen y nos sostienen. No es una confusión bonita, sino una red dura de inversión y compromiso. Algo en lo que puedo confiar realmente.

Ahora me acuerdo, con bastante claridad, de la imagen de Ian acostando al bebé la primera noche, cuando volvimos del hospital. Yo estaba aturdida. «Ya estamos», dijo, mientras lo colocaba en la cuna de colecho. Lo dijo con tanto cuidado. Todavía lo dice, y yo también he empezado a decirlo. «Ya estamos». Es el sonido más tranquilizador del mundo. Es el sonido de mi casa.

Cada vez me fijo más en mi hijo. Empiezo a adorar su forma de reír mientras duerme. Es un balbuceo rico y fuerte justo cuando se empieza a quedar dormido. ¿Cómo puede ser que no lo hubiera visto antes? Es increíble. Empiezo a buscar los puntos positivos y no los negativos. Siempre están ahí. Mi antigua forma positiva de abordar la realidad empieza a iluminarme la mente otra vez. Cuando veo que la clase de natación acaba de empezar justo cuando llegamos, en vez de pensar que tengo mala suerte, pienso todo lo contrario. Antes, incluso si hubiera llegado a la clase, me habría sentido estresada o agobiada porque se me había caído una toalla, o se me había olvidado el sujetador, o porque él estaba llorando. Todo me sobrepasaba. La mente deprimida se aferra a la noción de las maldiciones. Al fracaso. Al destino funesto. Es una tontería. Pero es lo suficientemente potente cuando estás en sus garras.

Otras veces, cuando los datáfonos no funcionan en las cafeterías y no puedo comer, por ejemplo, comparto su bocadillo y sus cosas para picar. Es divertido. Me concentro en lo bueno, por ejemplo, cómo juega en el área de juegos de la cafetería. Me fijo en que es encantador y amable con los demás niños. Me hace sentir orgullosa. Comparte las cosas. Saluda a los demás. Da a todos los peluches un trozo de su galleta.

Cuando yo me relajo, él, también.

Y, entonces, por fin, empieza a dormir toda la noche. Después de tres noches seguidas durante las que él duerme de siete de la tarde a seis de la mañana, queremos llorar de alivio. Si nos vamos a la cama a las diez, podemos dormir ocho horas. ¡Aleluya! ¡Joder! Todavía me despierto mucho por la noche. A veces, llora una vez y luego se calma. Otras, es como si nuestras energías se despertaran entre sí, y todavía lo hacen casi cuatro años después. Todavía estamos profundamente conectados.

Un día particularmente duro, llevaba algo que ya me había puesto tres veces aquella semana y necesitaba salir, los dos necesitábamos aire puro. El bebé estaba haciendo la serie de pequeños sonidos agudos que suele hacer en el carro cuando salimos a pasear. Una serie de *oooohs* y *aaaahs* y *eeeehs* y *booooos* que yo había normalizado completamente.

Un anciano estaba andando por el paseo marítimo. (Sé que esto va a parecer una parábola, pero juro que sucedió.) Cuando nos cruzamos, el hombre se detuvo. Yo también lo hice.

«¿Está cantando?», dijo.

Procesé lo que había dicho. Se refería al bebé.

«Sí», contesté. En ese momento me sorprendió que eso fuera exactamente lo que estuviera haciendo el bebé.

El anciano parecía encantado. Se puso la mano en el bolsillo y sacó una moneda. «Me gusta hacer esto con los bebés», dijo. «Les doy una monedita plateada para que traiga suerte a la familia. ¿Le parece bien?»

«Ah… sí. Supongo», dije.

Frotó la moneda contra la mano del bebé y, por un momento, pensé si aquello era apropiado y, después, rodeó la moneda con los dedos del bebé y nos dijo adiós con la mano.

Le devolví el saludo y, en cuanto estuvo a una distancia suficiente, le saqué la moneda de la mano. Seguro que había riesgo de asfixia.

Envié un mensaje de texto a Ian. «Acaba de pasar una cosa rarísima… Él canta. Besos».

Ian contesta: «Ya lo sé. Besos».

Compartimos un momento de verdadera alegría por aquello.

Sostuve la moneda en la mano hasta llegar a la tienda, y luego, sin darme cuenta, la metí en el monedero con todo el dinero. Cuando fui a pagar a la caja, me di cuenta.

«¡Mierda!», dije, al ver que había tres monedas nuevas de diez peniques, todas idénticas. ¿Cuál era la de la suerte? Lo único que podía hacer era guardarlas todas.

Al llegar a casa, las metí todas en un estante de la bandeja de tipografía que hemos colgado en el vestíbulo del piso. Un montón de plata que representa los buenos deseos del anciano, y mi mente nublada. Cuando Ian llegó a casa, me preguntó dónde estaba la moneda de la suerte. «Aquí dentro», dije, «con todas las demás, en algún lado».

«Perfecto», dijo Ian. Porque lo era.

La marea

Pero no todo son ancianos mágicos y mensajes de texto cariñosos. El camino hacia la recuperación es irregular. Hay pendientes y reveses.

Hay una noche particularmente horrible en la que bebo (mucho) mientras estoy tomando antidepresivos y acabo desaparecida en acción en el Soho durante dos horas. El viernes 12 de enero. Lo tengo grabado en la cabeza. Tomé un café con una amiga que estaba a punto de entrar en rehabilitación y, entonces, el otro extremo, una comida con bastante bebida con una amiga en Quo Vadis (una novedad para mí, la acetona y otros productos de degradación del alcohol habrán desaparecido casi del todo para cuando me vaya a la cama). La comida se convirtió en una sesión bestial. Cabreé a dos traficantes de droga y acabé en casa de otra amiga, diciendo cosas sin sentido.

Al día siguiente, me desperté (llegué a casa, gracias a Dios) y tenía el tobillo hinchado y torcido y morados por todo el pie. Tenía muchos mensajes de amigas preocupadas y una cadena de mensajes de WhatsApp de un traficante de drogas extremadamente cabreado. Lo que más miedo me dio fue que tenía lagunas. No me acordaba de partes de aquella tarde. Cómo me torcí el tobillo, cómo llegué a casa de mi amiga y a mi casa. Nunca me había pasado. Yo siempre lo recordaba todo. Mi amiga Alison me dijo que, cuando habló conmigo a las cuatro y media de la madrugada, yo farfullaba. No me acordaba de esa conversación.

Ian fue muy comprensivo y llevó al bebé a dar un paseo en bici para que yo pudiera gruñir y reflexionar. Me dijo que era tonta por haber bebido alcohol mientras tomaba antidepresivos, pero realmente no sabía que no se pudiera hacer. No me había leído la letra pequeña. Me sentía estúpida y avergonzada y, esa vez, con razón.

Me gusta ser valiente y salvaje. Pero debemos encontrar nuevas formas de serlo, además de las que ya conocíamos. Lo que pasó aquella noche no fue divertido, sino aterrador.

Un gran punto de inflexión fue un retiro para escribir en una cabaña en los lagos con mi amiga Jesca. Pasamos cinco noches. Es el periodo más largo que he pasado lejos de mi hijo hasta ahora. Llego con granos, cansada y sintiéndome culpable. Estoy desesperada por escribir, pero también por saltar al siguiente tren que me lleve a casa. Jesca me mira y me prepara un baño. Pone aceite de lavanda y de vetiver. Es el comienzo de la ofensiva del autocuidado. Me da un paquete de velas de cera de abeja para cuando me ponga a escribir.

Hace comidas nutritivas (cosas que no podrías triturar después para un bebé). Comida divinamente adulta: huevos pochados sobre verduras rehogadas y semillas y aceite de calabaza, boniatos asados con quinoa, chiles anchos y crema agria. Pollo y anacardos con pimienta negra. Rosbif poco hecho con mostaza. Me da una extraña bebida de calcio-magnesio cada noche antes de acostarme para que me relaje. Sabe a tiza, pero duermo como un bebé. (Mejor que un bebé. O que mi bebé, en todo caso…) Me había olvidado de este tipo de placeres. ¿Qué rituales tenía yo? ¿Esos pequeños consuelos diarios que me daba a mí misma o podía ofrecer a una amiga? ¿Había tenido alguno alguna vez? Lo había olvidado. Es fácil olvidarlo cuando constantemente te entregas a otras personas —porque incluso cuando no están físicamente allí, haces planes para ellos en la cabeza—. Estás en alerta máxima. Estás preparada para tener pánico. Esperas el grito de socorro. Es un estado agotador, que te anula.

Jesca y yo escribimos en habitaciones separadas y nos vemos para comer juntas. Nos bañamos sin prisas, a menudo, tres veces al día, para aclararnos las ideas. Fumamos tabaco de liar, mientras admiramos las montañas cubiertas de nieve. Cogemos leña en el bosque y la secamos encima de la estufa Rayburn. Nos secamos el pelo delante de la chimenea de carbón como elegantes damas georgianas. Bebemos vino, jerez, *whisky* y té chai que ella hace con su propia receta. Me doy cuenta de que siempre me ha gustado la rutina. Esta es la rutina que me gusta. Me quedo en la cama hasta las nueve de la mañana leyendo todos los días, después de despertarme por propia voluntad, lo que parece el mayor lujo que he conocido desde hace tiempo (mejor que beber champán o viajar en clase *business* en un avión).

Pienso en mi hijo más o menos cada dos minutos y medio. La culpabilidad viene y va. La preocupación, también.

Llamo a casa todos los días. Me siento alimentada y nutrida. Ese alimento conduce a mucha productividad. En cuatro días, redacto de nuevo el guion de una película, escribo dos episodios pilotos para la televisión, un plan para este libro y diez páginas para una nueva novela. El sábado, tengo dolores físicos por las ganas de ver a mi hijo. Pero también sé que he hecho algo que necesitaba por mí. Él está bien, con su padre y sus abuelos, y yo volveré renovada y lista para otro período de dura maternidad.

Le doy las gracias a Jesca y le digo lo bien que me ha sentado lo que ha hecho por mí.

«¿No puedes comprar las cosas que necesitas con el bebé, para recordar cuidarte a ti misma?», pregunta.

«No», respondo al instante. Y pienso por qué. Digo, despacio: «El bebé odia estar en las tiendas. Quiere salir. Llora. Y cuando llora, yo me pongo en modo pánico. Como si la parte correspondiente a luchar o huir del cerebro, la amígdala, empezara a latir y yo me tuviera que ir enseguida y dar al bebé exactamente lo que quiera. No me puedo relajar ni concentrarme en cosas que quiero yo».

«Ohhhh», dice Jesca de forma inquietante. «Te han reprogramado».

«O, más exactamente, me han jodido», contesto.

Pero también veo que tal vez yo me bloqueo a mí misma. Tal vez deba intentarlo.

Mientras tanto, mi rutina para escribir supone una adaptación diaria porque vivo con alguien que cambia cada día. Es algo alegre y algo a lo que tenemos que reaccionar. Estoy tan agradecida de tener a mi hijo en mi vida. Pero no puedo escribir cuando él está en el piso. Incluso cuando no estamos en la misma habitación, sé que está despierto. Sé cuándo está enfadado. Sé cuándo necesita algo. Estoy sintonizada con su energía. No sé cómo romper esa frecuencia y no estoy segura de quererlo hacer. Mi amigo Nathan, escritor, dice: «A tu hijo le importa un carajo tu libro». Es absolutamente cierto. Gracias a Dios que es así. No tengo despacho en el piso, pero los días que el bebé está en la guardería, tengo un escritorio en la esquina del salón frente a la ventana y en el alféizar de la ventana tengo artilugios preciosos que señalan que ese espacio es mío, y de nadie más. Cuando los miro, y miro por la ventana, yo podría ser cualquiera en cualquier parte, y esa es la liberación que necesita alguien para escribir. Si una habitación propia no es posible, unas vistas irán bien.

Aparte de la depresión posparto, los demás retos de la vida como escritora no se dan únicamente durante la maternidad. Intento establecer un equilibrio constantemente entre ganar dinero, hacer cosas que me gustan de verdad, pasar tiempo (y estar presente, no pensando en las musarañas) con mis seres queridos, mantener la mente y el cuerpo sanos, divertirme. No puedo mandarlo todo a la porra durante varias semanas seguidas en una autocaravana por las Highlands, pero sí que puedo irme una semana sola aquí y allá. Agradezco las cosas que ha aportado mi hijo a mi escritura, como la perspectiva de soltar ciertas cosas (sobre todo a las cinco de la tarde), y la habilidad para separar más la vida laboral y la familiar (algo que nunca resulta fácil para un escritor o para cualquier persona que trabaje por cuenta propia). No digo que necesites un hijo para hacerlo, y hay que tener mucho cuidado con este tema, pero eso es lo que ha pasado en mi caso, debido a mi hijo. Es raro y duro equilibrar dos cosas tan absorbentes: mi hijo y mi escritura. Fallo mucho, y las cosas se derraman la una contra la otra y hay discusiones y frustraciones y otros hechos humanos. Estoy agradecida por el apoyo de mi marido y porque tanto él como mi hijo me comparten amablemente con mi trabajo. Porque realmente me comparten con él. Amo mi trabajo. Y sé que, sin mi trabajo, no soy yo misma. No puedo ser una buena versión de mí, ni una buena madre, sin él, porque esa comunión entre las palabras de la página y mis pensamientos me hace sentir bien.

Mientras intento equilibrar los distintos elementos de mi vida diaria, me doy cuenta de que la vida es como la marea. Avanza y retrocede una y otra vez. Sube y baja. Y la depresión también viene y va como las mareas. No es algo que te atraviesa y después se va para siempre, sino que es una marea que llega del medio del Atlántico. Un agua indolente es donde se detiene, antes de que se invierta la dirección de la corriente.

Antes de tener un hijo, yo era un país; una cultura. Tenía una lengua que me hablaba yo a mí misma. Tenía secretos y una historia y esta tierra era un lugar para existir que yo había construido con cuidado y cariño hacia mí misma. En este sentido, yo era total e infinitamente única. Y, entonces, algo vino y lo destruyó. Lo diezmó. De repente, yo no tenía ningún sitio en el que estar. No estaba en ningún sitio. No es solo que estuviera perdida, sino que me había perdido a mí misma. Ya no podía estar conmigo. Creo que eso puede destrozar a una persona. Lo que sé ahora es que hay formas de dar la vuelta a la situación una vez que has aceptado lo que ha sucedido. Una vez que has gritado su nombre al viento.

Otra cosa que sé es que estaba triste por todo lo que tenía y era antes de convertirme en madre. Por la vida que tenía. Por mi salvajismo. Por mi reinado. El modelo Kübler-Ross indica las cinco etapas del duelo: negación, ira, negociación, depresión y aceptación. Yo sentí todo eso. Es raro admitir que hay duelo cuando no se ha muerto nadie. De hecho, alguien ha nacido. Pero el duelo es por la pérdida, no por la muerte. Y sé que hay pérdida en cualquier gran cambio de la vida, incluso en los cambios que agradecemos. Hay un duelo que acompaña a esa pérdida. Y ese dolor puede coexistir con la alegría que sientes en el corazón.

El sol

Me estoy curando y cada vez soy más feliz, y parece que el mundo poco a poco despierta a lo que pueden necesitar las mujeres cuando se enfrentan a los retos de la maternidad. Un artículo publicado en *The Guardian* en 2019 presentaba una clase de canto destinada a madres en vez de a bebés. Melodies for Mums está dirigido por una empresa social sin ánimo de lucro, Breathe, cuyo objetivo es ayudar a las madres primerizas que tienen depresión posparto o están en riesgo de tenerla y combatir sus síntomas cantando canciones especialmente elegidas para mejorar la confianza y ayudarlas a establecer vínculos con sus bebés. Por ejemplo, canciones populares o góspel, que se cantan en idiomas que van desde el hebreo al zulú y que suelen tener armonías en tres cuartas partes. Cosas que empoderan. Y quizá también ayudan a liberar la tensión. Está bien que se centren en la madre, incluso cuando el bebé está presente en el grupo. De hecho, hacer que la historia de salud de la madre cuente creo que es clave para mejorar la experiencia posparto para todos, bebés incluidos.

El eminente pediatra y psicoanalista británico Donald Winnicott dijo: «No existe el bebé», y «no existe un bebé solo». Quería decir que el bebé no puede existir por su cuenta desde la perspectiva física ni psicológica. El bebé y la persona que lo cuida forman una pareja. Me parece increíble que las embarazadas tengan ADN fetal en la sangre y que, después de tener un niño, las células de él estén dentro de ti durante años. Esta conexión es profunda y física.

La investigación de 2019 de la empresa social sin ánimo de lucro Breathe Arts Health Research ya ha descubierto que las madres con signos entre moderados y graves de DPP que fueron al grupo de canto mejoraron más rápido que un grupo de control. Un estudio de Melodies for Mums comprobará el impacto y los mecanismos implicados. La investigación medirá los niveles de la hormona del estrés, el cortisol, y la hormona del amor, la oxitocina, para evaluar los lazos afectivos que tienen con los bebés y evaluar los niveles de depresión, ansiedad, adaptación, soledad y apoyo social. Desde que empezó el programa hace dos años en Southwark, en el sudeste de Londres, han participado ciento cincuenta mujeres. Ahora se ha ampliado para que llegue a cientos. Las sesiones forman parte de un gran estudio sobre cómo las intervenciones de arte fomentan la salud tanto física como mental y cómo ampliarlas para que formen parte de los tratamientos del sistema público de salud.

«Hay numerosos estudios antropológicos y psicológicos sobre los beneficios de cantar para la salud mental individual, las interacciones madre e hijo y el desarrollo del niño», afirma Daisy Fancourt, profesora adjunta de psicobiología y epidemiología en la UCL, y una de las líderes del estudio de Melodies for Mums. En un estudio reciente con personas mayores en Kent, se descubrió que cantar en grupo tenía un efecto importante en la salud mental y la calidad de vida, lo que incluía la reducción de la ansiedad, la depresión y la soledad.

Pregunté a Rebecca Moore qué pueden hacer las mujeres para curarse después del parto y facilitar su nueva maternidad.

«Además de psicoterapia [y] medicación, hay muchas cosas que podemos hacer para curarnos», insiste. «Mira todas las áreas de tu vida holísticamente. Lo que comes puede tener un impacto enorme. Y este tema es difícil cuando eres madre primeriza porque, a menudo, te limitas a comer comida basura y cosas con azúcar para sentirte despierta. Hay suplementos que te pueden ayudar. El ejercicio es útil para la depresión, la ansiedad y el trauma. Para una madre primeriza, hacer ejercicio de forma realista podría ser pasear por el parque unos quince o veinte minutos.

»Reconectar con tu cuerpo es importante y es algo de lo que no se habla. Puede que tengas cicatrices nuevas, o que sientas que tu cuerpo te ha defraudado o te ha fallado. Además, el trauma se puede manifestar en el cuerpo. Por eso, muchas personas, sin decir que están tristes, presentan dolor de cabeza o síndrome de intestino irritable o dolor. Y eso puede ser una forma de señalar que están teniendo problemas. Cosas como masajear las cicatrices puede ser realmente curativas. Hacer un diario del trauma puede ayudar, si no pueden contar su historia en voz alta todavía, pero sí que la pueden escribir. Hay evidencia científica de que llevar un diario reduce los síntomas de trauma.

»Los grupos de iguales son realmente importantes. Se pueden encontrar en una línea telefónica, en Twitter, en un grupo de WhatsApp... Hay muchas cuentas de redes sociales fantásticas que presentan excelente información y que rompen muchos tabús relacionados con la maternidad. Intentar construir redes sociales es importante para tener apoyo. La soledad puede tener un impacto enorme en la salud mental. No es fácil construir esos grupos. Hay gente que odia los grupos de bebés. La narrativa es que, de repente, tendrás todas esas amigas que son mamás y que será maravilloso (en el parque mientras brilla el sol) y, para la mayoría de las personas, no es así. Sería genial si pudiéramos hacer una planificación de reuniones antes de haber tenido al bebé: ¿A quién te gusta ver? ¿Quién te hace sentir genial? ¿Puedes asegurarte de ver a esas personas una vez al mes? ¿Qué te gusta hacer? ¿Qué cosas que haces te hacen sentir cómoda?

»Lo que quiero es que las mujeres tengan todas las opciones y entonces elijan dos o tres de esa lista que les funcionen». Para mí, reconectar con mi cuerpo a través del ejercicio fue clave. Ahora, me encanta correr y lo hago siempre que puedo. Antes, nunca me lo había planteado, pero ahora me encanta el chute de endorfinas que me da. No te voy a aburrir contándote las bondades de hacer ejercicio, pero si no corres y estás triste o estresada, inténtalo. A mí me ayuda mucho a escribir, también. Empujarme a mí misma hacia delante a través del espacio, mientras el mundo pasa a ambos lados de mi visión periférica, es una forma de deshacer un ovillo. He desenmarañado muchos enredos de los puntos de la trama corriendo.

También hago yoga y estoy probando la meditación transcendental.

Si es lo suficientemente bueno para David Lynch...

Mi profesora habitual de yoga, Yagna, pasó ocho años viviendo en un *ashram* en la India, pero es alemana. De vez en cuando, su hija de seis años entra en la sala y recuerda a todo el mundo que el nombre original de Yagna es Evie. Hacemos yoga en su piso de Hove, normalmente cuatro o cinco mujeres y yo. A lo largo de los años, me han pasado algunas cosas raras en clase; cosas que me indican que mi mente y mi cuerpo están volviendo a ponerse en contacto. Una vez, estaba moviendo el brazo por el aire en una asana y sentí que pasaba la mano a través de un área cálida, líquida y gruesa, como si hubiera una bola de agua caliente suspendida en el aire. Solté un grito ahogado. Yagna me preguntó qué ocurría. Se lo expliqué. Sonrió. «Eso es energía», me dijo.

En otra sesión, Yagna nos pide que pensemos en una frase, en unas palabras, para usar como mantra mientras hacemos yoga. *Éxito* y *felicidad*, digo en voz alta en mi cabeza, porque son las dos cosas que más deseo. Pero mientras me muevo de una postura a otra, veo que la mente me cambia las palabras. Ya no son *éxito* y *felicidad*, sino *paciencia* y *amabilidad*. Empiezo a llorar, fingiendo que el yoga me ha dado una liberación estupenda. Y, en cierto modo, lo ha hecho. Esas palabras son más fuertes porque, aunque no sean abiertamente lo que yo quiero, son las cosas que más necesito. Mi mente lo sabe.

Por último, Yagna nos pide que hagamos un ejercicio de visualización al final de la clase. Yo le sigo la corriente, pero no espero mucho. No soy muy fan de las visualizaciones porque es como desperdiciar un montón de tiempo de fantasías sexuales. Yagna nos pide que visualicemos una entidad natural como una flor o una masa de agua o un cuerpo celeste. Visualizo un árbol. Es maravilloso. Está en flor, lleno de flores rosas, se arquea sobre un lago para admirar su reflejo. *Qué cerezo tan precioso soy*, piensa el árbol. No puedo evitar darle la razón. De repente, el agua se convierte en un río que corre, y el árbol ya no puede ver su reflejo. El árbol se fragmenta en cientos de trozos que se caen al suelo. Algunos de los trozos caen por el río y uno llega a una orilla y echa raíces. Crece otro árbol, uno nuevo, con flores preciosas, pero en lugar de estar junto a un lago, ofrece algunas sombras en las que la gente se cobija y hace pícnics. Un niño llega y hace un columpio en una rama baja y empieza a mecerse.

Cuando le cuento esta visión, Jesca se limita a decirme: «El árbol eres tú».

Me preocupa lo patriarcal que es esta visión de mí misma. ¿Tengo que ser útil y no narcisista para ser valorada por la sociedad? ¿Las mujeres siempre tienen que serlo? Hmm. O quizá solo se trate de entregarse, de compartirse, de mostrar compasión y amabilidad (¡paciencia y amabilidad!) y de aprovechar más la vida de esa forma.

¿Qué más he aprendido? A no separar a las amigas en dos bandos en función de si son madres o no. Un pañal con caca no tiene mucho misterio. Igual que una resaca. Creo que tenemos que acabar de una vez con la dicotomía madres/no madres para avanzar. Sé que ser maternal no tiene nada que ver con ser madre físicamente. Yo siempre he sido maternal con mis amigas, mi hermana, mis parejas y los gatos o las plantas de casa. Últimamente, con mis padres. En los días buenos, conmigo misma. Adapto habilidades viejas, no nuevas.

Mi hijo y yo estamos estrechamente conectados ahora. Lo echo de menos cuando estamos separados. Quiero besarle los pies cada vez que los veo. Estoy obsesionada con el olor como de galleta de su cuero cabelludo.

Sufrí un tirón en el músculo mientras intentaba hacerlo reír. Si arruga el labio significa que va a abalanzarse sobre el juguete del baño. Le vuelve loco el agua. Me dijeron que era demasiado joven para la sesión de fotos bajo el agua a la que lo llevé por error, pero entró en el agua a cuatro patas, así que dijeron que podía probar. Y lo bordó. «¡Este niño ha roto el molde!», dijo el fotógrafo.

Pasa algo parecido en Baby Sensory. Se lanza por el túnel después de que el líder de la clase diga que los bebés suelen tener miedo. El mío, no. Es intrépido, impulsivo y valiente. Es mi hijo. Podría explotar por lo mucho que lo quiero. Cada noche, entro en su habitación cuatro o cinco veces y lo miro mientras duerme, y cada vez que entro, susurro: «Te queremos tanto, estás a salvo, nunca tendrás que preocuparte». Quiero que tenga sueños felices.

Cuando cumple dos años, Ian y yo decidimos hacernos tatuajes, un acto de solidaridad y, para mí, de asumir mi cuerpo. Hacemos una escapada romántica de un día a Canterbury para ver a un artista del tatuaje que conocemos por Instagram y nos gusta. Yo ya tengo tatuajes, pero este es el primero para Ian.

Me hago un tatuaje en el antebrazo derecho, en la parte de dentro que es suave y plana y no tiene pecas. Es un cachorro de zorro estirado sobre una pila de libros rodeado por las palabras «Be Secret and Exult» (Sé discreto y exultante). Es una frase de Yeats, del poema *A un amigo cuyo trabajo no ha rendido fruto*. Parece apropiado porque trata sobre hacer que el trabajo sea bueno por sí mismo y para mí mismo. Trata de estar en mi burbuja y que me encante estar en mi burbuja y ver el valor de mi burbuja para mí y mi mente, aunque mi trabajo, igual que el del amigo de Yeats, «no haya rendido fruto». Quería tatuarme eso en la piel para poderlo ver todos los días y recordarlo. Procesarlo primero. Tener hijos también es así. Tu corazón está fuera por el mundo caminando sobre dos piernas y no puedes hacer nada salvo decirle que sea fuerte.

Envío a mi amiga Sally una foto de mi nuevo tatuaje. Sally es del noreste y cada vez que me envía un mensaje de texto lo escucho en voz alta con su acento. Antes nos quedábamos toda la noche despiertas y cantábamos karaoke en su cocina en el sur de Manchester. Ahora, nos enviamos mensajes comentando alucinadas lo pornográfica que es la naturaleza durante los programas *Springwatch* o *Autumnwatch*, lo que hace que aún seamos salvajes, en cierto modo. Me envía cervezas artesanales por correo y me hace reír más que nadie que conozca. Cuando me ve el tatuaje nuevo, me envía un mensaje:

AMIGA, EXULTANTE LLEVA HACHE

Eso me hace reír un montón.

Estoy agradecida por muchas cosas por mi vuelta a la felicidad, pero son mis amigos quienes me devuelven el sentido del humor.

El cabo Wrath

En febrero del año 2020, antes de que el coronavirus parase el mundo, viajé sola a las Highlands escocesas en una autocaravana para trabajar en este libro. Pasé una semana allí, pensando y escribiendo. Había tenido dos abortos espontáneos en cuatro meses, pero sabía que quería volverlo a hacer. Quería tener otro hijo. Me sentía fuerte por lo que había pasado y por lo que había aprendido. Estaba decidida a hacer las cosas de otra forma la próxima vez, a tener más cuidado, a ser más exigente, más sincera, más amable conmigo misma.

En mi viaje, conduje directamente hasta el punto más al norte del país, a Durness, junto al cabo Wrath, el punto más al noroeste de Gran Bretaña, donde el viento es salvaje y el mar todavía más. Aparqué en el *camping* que hay sobre el acantilado que está cerrado en invierno. El propietario me había dicho que podía aparcar gratis y me había recomendado que me quedara en la parte menos ventosa del *camping*: un consejo que ignoré alegremente. No había lavabos ni tiendas, pero yo tenía todo lo que necesitaba en la autocaravana. Me encanta viajar así, rápido y sola, entre los elementos. Conducir es casi lo que más me gusta. Nos cosemos las heridas de muchas formas distintas. Los músculos y los ligamentos. Cose, cose, cose. Las líneas blancas de la carretera. Cose, cose, cose. Las palabras en una página. Cose, cose, cose.

Hace sol. La autocaravana forma una sombra larga y amplia. Me quedo mirando fijamente el mar. No hay nada hasta Orkney, después Shetland, y, más allá, el Ártico. Aquí estoy, en el extremo opuesto a Brighton. La costa sur está a más de 1.100 kilómetros.

El viento es fuerte aquí arriba. El mar ruge. A medida que oscurece, veo a gente que saca a pasear al perro en la arena que hay más abajo. Hay crestas de olas en el mar, donde la espuma se eleva con fuerza y retrocede salpicándolo todo, luchando contra su propio destino. Hay una ferocidad en el clima que encaja conmigo. La rabia se queda, de algún modo. Quizá siempre haya formado parte de mí, en el fondo. Quizá siempre estará ahí. Siento que estoy reconectando con la persona que era antes y con la que soy ahora. Encuentro consuelo, y no por primera vez, en las palabras de la poetisa Mary Oliver. La felicidad constante no es obligatoria. Permite los sentimientos. Así es como nos movemos, aprendemos y crecemos. El crecimiento no es una distracción de la vida, sino lo que la define.

Los usos de la tristeza

(En mis sueños, soñé este poema)

Alguien a quien quería me dio una vez
una caja llena de oscuridad.

Tardé años en entender que
esto también era un regalo.

Mientras venía hacia aquí, me fijé en cosas en las que
no había caído antes, pese a haber hecho este viaje ocho o
diez veces en las últimas décadas. El apellido Mackay está
por todas partes. Incluso el *camping* y la tienda son propie-
dad de unos Mackays. Es un nombre de clan escocés de la
familia de mi madre. Ella nació «Mackie», y se anglicanizó
más adelante. Justo después de que las carreteras sean de
un solo sentido, la vía rodea una montaña y una roca enorme con una señal de latón clavada: «Condado Mackay». Tal
vez por eso siempre me he sentido como en casa aquí. Está
literalmente en mi ADN. La aulaga marrón y los lagos azul
claro. Es la paleta de color de mi cara la que hay justo aquí.
Decido que me gustaría morir en las Highlands con un ci-
garrillo en la mano mientras el viento helado sopla a través
de mi pelo que cada vez es más fino. Que esparzan mis
cenizas en el mar o que las manden hacia aquí en una bo-
tella de cerveza Orkney.

Ian me envía fotos de la boya, la roja que hay cerca del
muelle viejo. Hace poco que tiene una tabla y ha ido haciendo pádel surf para verla. Supongo que los dos queríamos vencerla. Hacerla nuestra. Ese símbolo de la noche, de
lo profundo. Cuando vi las fotos que me había enviado, me
sentí victoriosa por los dos. El misterio estaba revelado

—con todos sus arañazos, herrumbre, algas y otros defectos—. Una gran boya sucia. No era más que eso.

En el acantilado de Durness, con todos los elementos a mi alrededor, me siento en mi casa espiritual, como si hubiera vuelto mi espíritu. La luna y las montañas están aquí. Miro atrás, abajo y alrededor. Me siento como siempre me siento aquí: vieja y nueva, y grande y pequeña, y perdida y encontrada. En mi cabeza, otra vez me vuelvo a sentir yo. Espero que este libro te ayude si no te sientes tú. No estás sola. Hay personas y organizaciones que te esperan para escucharte. Vamos a aplastar (de verdad) la idea de que tenemos que ser perfectas para ser lo suficientemente buenas. Este no es un fin en el que las mujeres tengan que arreglarse, sino uno en el que todavía pueden ser complicadas la mayoría de los días. Esta es una narrativa matriarcal, por así decirlo. Una de carne y hueso y sangre y trozos, que crece y cambia y empuja y lucha y se mueve. Una que tiene brazos tan grandes como el cielo y un corazón tan profundo como el mar y una boca tan caliente como el infierno. Si puedes añadir tu voz, hazlo. Si no, agárrate a nosotras. Te podemos llevar. Nosotras podemos llevar a todas.

Hay otro sentimiento: uno nuevo. Sentada en mi pequeño escritorio del comedor de la parte de atrás de la autocaravana, miro hacia fuera y me doy cuenta de que he sentido esto antes, en aviones. Ese momento después de la ascensión inicial, a través del tiempo, cuando el avión llega a la altura de crucero y hay ese momento de serenidad dorada. Es casi como si los motores se detuvieran. Es como estar fuera del tiempo y el espacio, suspendido allí; sin movimiento. Entre las nubes teñidas de cobre, mientras todo el mundo se curva en la distancia, hay un sentido de la eternidad fuerte y visceral.

Al volver a casa en Brighton, estalla el coronavirus. Durante el primer confinamiento, descubrimos que vuelvo a estar embarazada, por tercera vez en seis meses. No quiero hacerme ilusiones. Mientras tanto, el mundo que nos rodea se desintegra. El número de víctimas aumenta cada día. Hay duelo por todas partes. Enseguida lo identifico como duelo disfrazado. En mi caso, viene de formas parecidas, lo veo y lo oigo en mis amigos. Estamos de duelo por la pérdida colectiva del mundo tal y como lo conocíamos: quedar con gente, salir, disfrutar de cosas normales y cotidianas. Se parecen a las pérdidas de la primera vez que eres madre: soledad, sueño, tiempo para pensar —pero a escala global. Todo el mundo tiene miedo. Yo incluida. Estoy convencida de que tendré un aborto natural otra vez; sin embargo, el embarazo sale adelante. Mientras hago las correcciones finales de este libro, estamos en noviembre de 2020 y salgo de cuentas para tener a mi segundo bebé este mes. No puedo decir que no me aterre tener DPP de nuevo, pero te aseguro que me siento mucho más preparada que la última vez y estoy haciendo muchas cosas de otra forma. He descubierto tantas cosas que quiero compartir. Cosas que parecen iluminar y fortalecer. Y estoy dispuesta a dar otra vuelta por el torbellino de la maternidad, cosa que nunca pensé que volvería a decir hace cuatro años.

Respecto a la tormenta, la he metabolizado. La he preparado en mi cazuela y el vapor sube cada vez más alto hasta pasar la cima de las montañas. Sobrevivir a una enfermedad es una transformación. También es una historia de amor que interpretáis tú y tu cuerpo. Casi a diario me encuentro a mí misma y a mi cuerpo creciente, mi preciosa carga, atraída hacia el mar. Andando como un pato y con los tobillos hinchados, me ajusto el abrigo alrededor del estómago, más allá de donde aún hay botones. Me pongo de pie y respiro en las pendientes de piedra de la costa de Brighton, sintiendo el aire invernal. Espero a mi hija. Espero el sol, que ahora siento hasta los huesos. La luz que siempre llega después de la oscuridad.

Agradecimientos

A mi madre, mi padre, mi abuela, a Lucie, Dave, Charlie, Matilda.

A Pat y Colin Williams.

A todo el mundo de Profile Books and Wellcome, sobre todo a Ellen Johl, Fran Barrie, Helen Conford y Graeme Hall por creer en este libro y hacer que fuera una realidad.

A mi agente Clare Conville y a todos los de C&W.

A Katie Battcock, Camilla Young y Nick Fenwick de Curtis Brown.

A Chris Smith de CAA.

A Alex Glew por las salchichas, el kale, el amor y la *joie de vivre* en general. *Merci, chérie.*

A Stef Lake, por ayudarme a identificar lo que podría ir mal y por tu propia valentía.

A Katie Leatham, por su terapia que me iluminó y por las palabras que me ayudaron a sanar.

A Rosemary Kennedy, por vivir en el piso de arriba y bajar a salvarnos.

A mis queridas y listas amigas que salvaron mi sentido del humor: Sally Cook, Katie Popperwell, Alison Taylor,

Maria Roberts, Nicola Mostyn, Sarah Tierney, Holly Smale,
Jesca Hoop, Natalie O'Hara, Alexandra
Heminsley, Jess Ruston, M. K. Trevaskis, Emily Powell,
Sarah Brocklehurst, Romana Majid, Eden Keane.
A Anna Burtt, por hacer de canguro muchas veces,
cosa que me liberaba la mente. Te quiero, Suzy.
A Valerie Leevers por los regalos en la puerta de casa y
los sabios artículos.

Estoy en deuda con las maravillosas mujeres a las que en-
trevisté que están haciendo un trabajo pionero en la investigación de la salud mental maternal y que compartieron
conmigo sus ideas y descubrimientos: la profesora Hilary
Marland, la doctora Sarah Crook, la doctora Jodi Pawluski
y la doctora Rebecca Moore. (Gracias también, Rebecca,
por la frase «De princesa embarazada a mendiga en el posparto»).

Gracias a Sara Campin de la aplicación Nourish.

Gracias al Arts Council de Inglaterra por la beca que
ayudó enormemente a acabar este libro durante la pandemia.

A todas las maravillosas matronas de Brighton y Hove
que me ayudaron y se preocuparon por mí, y a todo el
personal del Servicio Nacional de Salud de los hospita-
les y las clínicas (ecografistas, enfermeros, ayudantes de
enfermería, auxiliares sanitarios, médicos, recepcionis-
tas), muchas gracias. Tengo más buenos que malos recuerdos.

Un agradecimiento especial para Didi Craze, que hizo que el nacimiento de mi hija y los primeros meses fueran mucho menos estresantes. Tus ojos amables y tus palabras mágicas me ayudaron a creer que podía volver a hacerlo de una forma muy distinta.

A todas las mujeres y hombres que se pusieron en contacto conmigo después de haber compartido mi historia en *The Guardian* en 2018, gracias por vuestras historias y vuestra generosidad. Me hicisteis creer que este libro podía ser una buena idea. Si tienes problemas ahora mismo, aguanta. Hay una lista en la que aparecen varias organizaciones en las páginas siguientes. Habla con todas las personas que sientas que puedes hacerlo. No significa que estés fallando al bebé, ni a nadie. Cuanto más hablemos sobre esto, más aprenderemos todos sobre esta cuestión. Así, no será algo de lo que avergonzarse sino algo por lo que podamos exigir más apoyo.

Por último, a mis chicos, Ian y LF. Ian, gracias por ser mi compañero de a bordo en los mares más salvajes, un amigo de verdad y el amor de mi alma. Ahora y para siempre: nada de medias tintas. LF, gracias por ser mi mayor profesor, por cogerme de la mano mientras crecemos, por recordarme quién soy. Como dijiste el otro día: «Hace 100.000 años que fui bebé». Así es.

Ecosistema digital

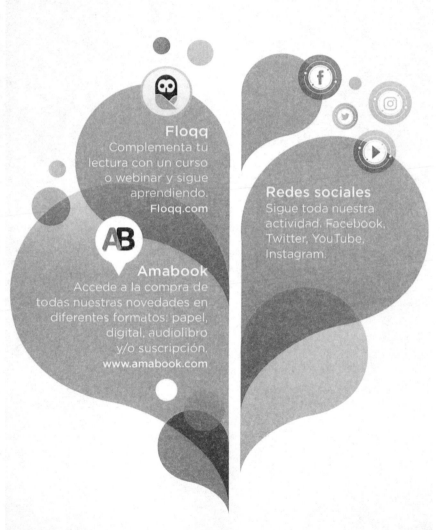

Floqq
Complementa tu lectura con un curso o webinar y sigue aprendiendo.
Floqq.com

Amabook
Accede a la compra de todas nuestras novedades en diferentes formatos: papel, digital, audiolibro y/o suscripción.
www.amabook.com

Redes sociales
Sigue toda nuestra actividad. Facebook, Twitter, YouTube, Instagram.

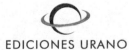

EDICIONES URANO